U0265692

中医适宜技术操作入门丛书

图解

食养食疗

⊙ 总 主 编　张伯礼

⊙ 副总主编　郭 义　王金贵

⊙ 主　编　史丽萍

中国健康传媒集团
中国医药科技出版社

内 容 提 要

　　本书理论与实用并重，介绍了中医有关食养食疗的基本知识，药膳的基本烹饪技法，不同人群的食养，以及内、外、妇、儿、五官各科常见疾病的食疗方。全书图文并茂，贴近生活，更配以操作视频，用二维码的形式附于正文相应位置，方便实用，真正实现"看得见的操作、听得见的讲解"。本书适合广大中医临床工作者、食养食疗工作者阅读参考，亦为家中必备的书籍，可为食疗养生爱好者根据实际情况选用药膳进行科学指导。

图书在版编目（CIP）数据

图解食养食疗 / 史丽萍主编 . —北京：中国医药科技出版社，2018.1
（中医适宜技术操作入门丛书）
ISBN 978-7-5067-9618-7

Ⅰ.①图…　Ⅱ.①史…　Ⅲ.①食物疗法－图解　Ⅳ.① R247.1-64

中国版本图书馆 CIP 数据核字（2017）第 249274 号

本书视频音像电子出版物专用书号：
ISBN 978-7-88728-193-7

美术编辑　陈君杞
版式设计　也　在

出版　**中国健康传媒集团** | 中国医药科技出版社
地址　北京市海淀区文慧园北路甲 22 号
邮编　100082
电话　发行：010 - 62227427　　邮购：010 - 62236938
网址　www.cmstp.com
规格　710 × 1000mm ¹⁄₁₆
印张　18
字数　271 千字
版次　2018 年 1 月第 1 版
印次　2023 年 5 月第 4 次印刷
印刷　北京盛通印刷股份有限公司
经销　全国各地新华书店
书号　ISBN 978-7-5067-9618-7
定价　55.00 元

获取新书信息、投稿、为图书纠错，请扫码联系我们。

本书编委会

主　编　史丽萍

副主编　阚湘苓　于菲菲　王文汉

　　　　郭　扬　王　蕊　李　晓

　　　　郑　超

编　委　刘佩东　李　博　王甲伟

　　　　汪天骅　王君实　杨正飞

　　　　李柠岑　杨　涛　焦金金

　　　　谢芳菲

王序

中医药是中国古代科学技术的瑰宝，是打开中华文明宝库的钥匙。一直以来，中医药以独特的理论、独特的技术在护佑中华民族健康中发挥着独特的作用。正如习近平总书记在全国卫生与健康大会上所强调的，中医药学是我国各族人民在长期生产、生活和同疾病做斗争中逐步形成并不断丰富发展的医学科学，是我国具有独特理论和技术方法的体系。

"千淘万漉虽辛苦，吹尽狂沙始见金。"从针刺到艾灸，从贴敷到推拿，从刮痧到拔罐，这些技术经过历史的筛选，成为中医药这个宝库中的珍宝，以其操作便捷、疗效独特、安全可靠受到历代医家的青睐，并深深地融入人民群众的日常生活中。这些独特的技术不仅成为中医药独特的标识基因，更成为人民群众养生保健、疗病祛疾的重要选择。

党的十八大以来，以习近平同志为核心的党中央把中医药提升到国家战略高度、作为建设健康中国的重要内容，提出了一系列振兴发展中医药的新思想、新论断、新要求，谋划和推进了一系列事关中医药发展的重大举措，出台了《中华人民共和国中医药法》，印发了《中医药发展战略规划纲要（2016—2030年）》，建立了国务院中医药工作部际联席会议制度，发表了《中国的中医药》白皮书，推动中医药从认识到实践的全局性、深层次的变化。

刚刚胜利闭幕的党的十九大，作出了"坚持中西医并重，传承发展中医药事业"的重大部署，充分体现了以习近平同志为核心的党中央对中医药工作的高度重视和亲切关怀。这为我们在新时代推进中医药振兴发展提供了遵循、指明了方向。

习近平总书记指出，坚持中西医并重，推动中医药与西医药协调发展、相互补充，是我国卫生与健康事业的显著优势。近年来，我们始终坚持以人民为中心的发展思想，按照深化医改"保基本、强基层、建机制"的要求，在基层建立中医馆、国医堂，大力推广中医适宜技术，提升基层中医药服务能力。截至 2016 年底，97.5% 的社区卫生服务中心、94.3% 的乡镇卫生院、83.3% 的社区卫生服务站和 62.8% 的村卫生室能够提供中医药服务。"十三五"以来，我们启动实施了基层中医药服务能力提升工程"十三五"行动计划，把大力推广中医适宜技术作为工作重点，并提出了新的更高的要求。

在世界中医药学会联合会中医适宜技术评价与推广委员会、中国健康传媒集团和天津中医药大学的大力支持下，张伯礼院士、郭义教授组织专家对 21 种中医适宜技术进行了系统梳理，包括拔罐疗法、推拿罐疗法、皮肤针疗法、火针疗法、刮痧疗法、耳针疗法、电针疗法、水针疗法、微针疗法、皮内针疗法、子午流注针法、刺络放血疗法、穴位贴敷疗法、穴位埋线疗法、艾灸疗法、自我康复推拿、小儿推拿、推拿功法、伤科病推拿、内科病推拿、食养食疗法，从基础理论、技法介绍、临床应用等方面详细加以阐述，编纂成《中医适宜技术操作入门丛书》。该丛书理论性、实用性、指导性都很强，语言通俗，图文并茂，还配有操作视频，适合基层医务工作者和中医爱好者学习使用。

希望这套丛书能够让中医适宜技术"飞入寻常百姓家"，更好地造福人民群众健康，为健康中国建设作出贡献。

国家卫生计生委副主任
国家中医药管理局局长
中华中医药学会会长
2017 年 10 月

张序

2016 年 8 月，全国卫生与健康大会在北京召开。这是新世纪以来，具有里程碑式的卫生工作会议，吹响了建设健康中国的号角。习近平总书记出席会议并发表重要讲话。他强调，没有全民健康，就没有全面小康。要把人民健康放在优先发展的战略地位，以普及健康生活、优化健康服务、完善健康保障、建设健康环境、发展健康产业为重点，加快推进健康中国建设，为用中国式办法解决世界医改难题进行了具体部署。

习近平总书记指出，在推进健康中国建设的过程中，要坚持中国特色卫生与健康发展道路。预防为主，中西医并重，推动中医药和西医药相互补充、协调发展，努力实现中医药健康养生文化的创造性转化、创新性发展。中医药要为健康中国建设贡献重要力量。

中医药学是中华民族在长期生产与生活实践中认识生命、维护健康、战胜疾病的经验总结，是中国特色卫生与健康的战略资源。广大人民群众在数千年的医疗实践中，积累了丰富的防病治病经验与方法，形成了众多有特色的中医实用适宜技术。前几十年，由于以药养医引致过度检查、过度医疗，使这些适宜技术被忽视，甚至丢失。这些技术简便验廉，既可以治病，也可以防病保健；既可以在医院使用，也可以在社区家庭应用，在健康中国的建设中大有可为，特别是对基层医疗单位具有重要的实用价值。

记得 20 世纪六七十年代有一本书，名为《赤脚医生手册》，这本深紫色塑料皮封面的手册，出版后立刻成为风靡全国的畅销书，赤脚医生几乎人手一册。从常见的感冒发热、腹泻到心脑血管疾病和癌症；从针灸技术操作、中草药到常用西药，无所不有。在长达 30 年的岁月里，《赤脚医生手册》不仅在经济不发达的缺医少药时代为我们国家培养了大量赤脚医生和基层工作人员，解决了几亿人的医疗问题，立下汗马功劳，这本书也可以说是全民健康指导手册。

编写一套类似《赤脚医生手册》的中医适宜技术丛书是我多年的夙愿。现在在医改深入进程中，恰逢其时。因此，我们组织天津中医药大学有关专家，在世界中医药学会联合会中医适宜技术评价和推广委员会、中国针灸学会刺络与拔罐专业委员会的大力协助下，在中国医药科技出版社的支持策划下，对千百年来医家用之有效、民间传之已久的一些中医适宜技术做了比较系统的整理，并结合医务工作者的长期实践经验，精心选择了 21 种中医适宜技术，编撰了这套《中医适宜技术操作入门丛书》。

丛书总体编写的原则是：看得懂，学得会，用得上。所选疗法疗效确实，安全性好，针对性强，重视操作，力求实用，配有技术操作图解，清晰明了，图文并茂，并把各技术操作方法及要点拍成视频，扫二维码即可进入学习。本丛书详细介绍了各种技术的操作要领、操作流程、适应证和注意事项，以及这些技术治疗的优势病种，使广大读者可以更直观地学习，可供各级医务工作者及广大中医爱好者选择使用。当然，书中难免会有疏漏和不当之处，敬请批评指正，以利再版修正。

中国工程院院士

天津中医药大学校长　　张伯礼

中国中医科学院院长

2017 年 7 月

前言

中医是中华民族在长期的生产与生活实践中认识生命、维护健康、战胜疾病的宝贵经验总结。广大人民群众在数千年的医疗实践中积累了丰富的防病治病的方法，从而形成了众多中医特有的实用疗法。它们是我国传统医学宝库中的一大瑰宝，也是中医学的重要组成部分。

为了继承和发扬这些中医特有的宝贵经验，普及广大民众的医学保健知识，满足广大民众不断增长的自我保健需求，中国医药科技出版社和世界中医药学会联合会组织有关专家，根据中医药理论，对千百年来民间传之已久、医家用之于民、经实践反复验证而使用至今的一些中医实用技术做了系统整理，并结合医务工作者们的长期实践经验，精心选择了 21 种中医实用疗法，编撰了这套《中医适宜技术操作入门丛书》。

本丛书所选疗法疗效确实，针对性强，有较高的实用价值。本着"看得懂，学得会，用得上"的原则，我们在编写过程中重视实用和操作，文中配有操作技术的图解，语言表达生动具体、清晰明了，力求做到图文并茂，并把各技术操作方法及要点拍成视频，主要阐述它们的技术要领、规程、适应证和注意事项，使广大读者可以更直观更简便地学习各种技术的具体操作流程。这些适宜技术不但能够保健治病，在关键时刻还可以救急保命，具有疗效显著、取材方便、经济实用、操作简便、不良反应少等特点，非常适合基层医疗机构推广普及，有的疗法老百姓也可以在医生的指导下用来自我治病和保健。

本丛书在编写过程中得到了世界中医药学会联合会和中国医药科技出版社的大力支持，中医界众多同道也提出了许多有建设性的建议和指导，由于条件有限，未能一一列出，在此我们深表谢意。由于编者水平有限，书中难免会有疏漏和不当之处，敬请批评指正。

丛书编委会

2017 年 7 月

编写说明

　　中医食养食疗学是中医养生理论与现代营养科学相结合的新学科。食养是运用传统中医理论，结合现代营养学来辨质施膳；食疗则是除利用食物的营养外，还利用食物的作用来治疗疾病。

　　宋·严用和《济生方》有云："善摄生者，谨于和调，使一饮一食，入于胃中，随消随化，则无留滞为患。"饮食是人赖以生存和维持健康的基本条件，是人体后天生命活动所需精微物质的重要来源，而人的脏腑各有所好，脏腑之精气阴阳，需五味阴阳和合而生。中医食养食疗，注重根据五脏六腑所好，按饮食物的不同成分或不同性能选择适宜的膳食，能够有针对性地用于正常人群的食养、亚健康状态的调理或某些病证的治疗。

　　本书理论与实用并重，介绍了中医有关食养食疗的基本知识，烹饪的基本技法，不同人群的食养，以及内、外、妇、儿、五官各科常见疾病的饮食治疗。本书所选的食养食疗方配伍合理，操作简单，行之有效，实用性较强。并附有既是食品又是药品的物品名单、常用药食功效分类表、常用药食四性分类表，供读者参考。并将书中介绍的所有食养食疗方分别按其作用、制作方法、成品形态进行分类索引，附在书后以便读者查找。

本书图文并茂、理论与实践结合，可操作性强，有较强实用性，既可作为读者呵护照料自己与家人的向导，也可作为食养食疗工作者及爱好者的参考资料。

虽然我们对本书进行了认真的编写，但仍可能存在不足之处，希望广大读者对书中存在的不足多提宝贵意见，以便日后改进，不断提高。

编　者

2017 年 6 月

目录
CONTENTS

001~019

基础篇

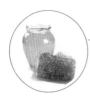

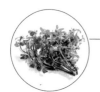

临
床
篇

图解
食养食疗
TUJIE
SHIYANG
SHILIAO

附录

索引

中医食疗

起源于中国古代，历史悠久。传说
"神农尝百草，一日而遇七十毒"，可见在古
代食物和药物的界限是模糊的。自古就有"药食同
源"的说法，药物可以食用，食物也可以药用，所以古
人将中医药的理论用于食养食疗，以食代医，服务于中华民
族的休养生息。中医食养食疗无论是在药物和食物的配伍组
方上，还是在临床施膳等方面，均以中医药理论为指导。在
中医药理论的指导下，根据个人的身体状况，选择合适的
食物或药食两用的材料，采用我国独特的饮食烹调技术
和现代科学方法，就可以制作出色、香、味、形、
效兼顾的美味食品。以达到食养或食疗的
目的。

基础篇

关
键
词

○ 食养

○ 食疗

○ 基础理论

基础理论

第一节　五脏为中心的整体观

一、五脏为中心的人体自身的整体性

中医认为，人体是一个复杂的系统，包含五脏（肝、心、脾、肺、肾）、六腑（胆、胃、小肠、大肠、膀胱、三焦）、形体（筋、脉、肉、皮、骨）、官窍（目、舌、口、鼻、耳、前阴、后阴）等。这些脏腑组织器官之间不是孤立存在，而是通过经络系统相互联系，协调统一共同维持人体的生理活动，同时，它们的生理、病理变化与外在自然、社会环境的变化都有着密切关系。中医以五脏为中心，将人体六腑、形体、官窍等分属于心、肝、脾、肺、肾五大系统，详见下表。

五脏	肝	心	脾	肺	肾
五腑	胆	小肠	胃	大肠	膀胱
五官	目	舌	口	鼻	耳
五体	筋	脉	肉	皮	骨
五华	爪	面	唇	毛	发
五液	泪	汗	涎	涕	唾
五脉	弦	洪	缓	浮	沉
五志	怒	喜	思	悲	恐

当我们吃下食物时，五大系统时时刻刻都在发挥作用，即使是喝一碗小米粥这样简单的行为，都需要五脏系统共同配合。喝下小米粥后，小米粥先进入胃中，胃先储存着并通过它的蠕动把小米粥磨成食糜，然后由脾来运化，也就是把小米粥化成精微和糟粕。精微，也就

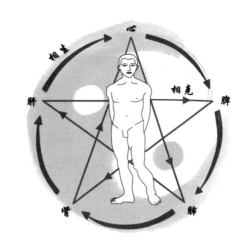

是营养物质。营养物质在心肺的作用下生成人体所需要的气血并输送到全身各处；肾是先天之本，先天之本需要后天的滋养，所以肾贮藏一部分营养以补养先天；肝在五脏中起协调作用，既可以帮助脾运化营养物质，又可以贮藏血液，帮助心肺推动血液运行。因此，我们吃饭喝水的时候，五脏都发挥着作用。当人体出现乏力、气短时，可能是由于肺气不足引起，这样在煲汤时我们可以加些党参补脾气，脾运化营养物质给肺，肺气也随之充足，这就是补脾益肺，是食疗中常常会使用的方法。总之，心、肝、脾、肺、肾五脏，是人体的中心，它们相互联系，相互配合，共同作用。至于六腑和形体官窍等都要服从五脏的指挥，在五脏的领导下共同完成人体的生理活动。

二、人与自然、社会的统一性

中医学讲求"天人合一"，即人体与自然、社会是密不可分的整体。我们生活在自然界中，身体受到四季更替、地域差异等自然环境变化的影响。一年四季，春温、夏热、秋凉、冬寒，所以人在不同季节适宜吃不同的食物，以顺应季节的变化。我国地域辽阔，西北地势高，气候寒冷干燥，因而少用寒凉之品；而东南地势低，气候偏于温热湿润，因而慎用辛热之品。不同地

区的气候、水土、物产、风俗习惯都存在着差异，生活在不同的地理环境中，人的饮食习俗也各不相同。如江南之地多湿多热，宜多食清热利湿的食物，如薏米、绿豆等；北方多燥多寒，为了抗寒，宜吃羊肉、大葱等辛热之品。

人不仅受到自然环境的影响，也受到社会环境的影响。良好的社会环境，可使人精神愉悦，有利于身心健康；而不良的社会环境，可使人精神压抑、紧张，从而影响身心健康，引发各种疾病。食养食疗既可以影响我们的身体，也可以影响我们的情志，当我们心情郁闷的时候，可以泡一杯玫瑰茉莉花茶来疏肝解郁；当我们工作压力大、失眠的时候，可以吃桂圆大枣粥来养心安神。总之，通过选择适宜的食养食疗方案，可以促使我们的身心向好的方向转化。

第二节　辨质食养与辨证论治

一、辨质食养

辨质食养，就是根据不同的体质，配以不同的食物进行养生。体质是每个人自身在形态结构和功能活动方面所固有的、相对稳定的特性，每个人的体质都存在差异，如有些人怕热，有些人怕冷。不同体质的人对环境的适应能力及对疾病的抵抗能力不同，所以容易患有不同的疾病。同时，不同体质的人所适宜食用的食物也不尽相同，如阳虚体质的人，宜食用韭菜、羊肉、鹿肉、鳝鱼、海虾等温补助阳的食物，慎用寒凉的食物；阴虚体质的人，宜食用黑木耳、银耳、甲鱼、乌贼鱼、葡萄、梨、大白菜等寒凉清润的食物，慎用辛热温散伤阴的食物。

根据中华中医药学会颁布的《中医体质分类与判定标准》，人体体质可以分为平和质、气虚质、阳虚质、阴虚质、痰湿质、湿热质、血瘀质、气郁质和特禀质九种。

健康的体质

平和质

平和质的人，身体匀称健壮，肌肤润泽，头发稠密有光泽，目光有神，精力充沛，性格随和开朗，不易生病。此类体质的人饮食上要注意规律，不吃不干净的食物，不挑食，不偏食；按照摄取谷物、蔬菜、肉类、水果等。

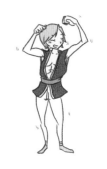

少气无力，易患感冒的体质

气虚质

气虚体质的人，经常感觉疲乏、气短，讲话的声音低弱，容易出汗，抵抗力弱，易感冒，生病后不易痊愈。此类体质的人饮食上要注意多食用益气健脾之品，如米面类食物及黄豆、白扁豆、鸡肉、香菇、大枣、桂圆、蜂蜜等；少食耗气之品，如空心菜、白萝卜等。

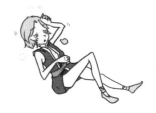

喜热怕冷的体质

阳虚质

阳虚体质的人，比一般人怕冷，经常会感到手脚发凉，进食寒凉食物后易感不舒，容易大便

阳虚质

稀溏。此类体质的人饮食上要注意多食用温阳益气之品，如牛肉、羊肉、韭菜、生姜、葱头等；少食梨、西瓜、荸荠等寒凉之品，少饮寒凉的绿茶，适宜饮用温热的红茶。

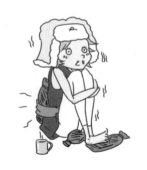

阴液不足，烦渴虚热的体质

阴虚质

阴虚体质的人，体形多瘦长，经常感到手、脚心发热，面颊潮红或偏红，耐受不了夏天的暑热，常感到眼睛干涩，口干咽燥，总想喝水，皮肤干燥，性情急躁，外向好动。此类体质的人饮食上要注意多食用滋阴润燥之品，如鸭肉、百合等；少食羊肉、韭菜、辣椒、葵瓜子等辛温燥热之品。

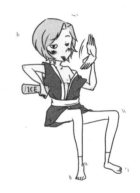

黏滞重浊的体质

痰湿质

痰湿体质的人，体形肥胖，经常感觉到肢体酸困沉重、不轻松，感觉脸上一层油，嘴里常有黏腻或甜腻的感觉，咽中有痰，舌苔厚腻。此类体质的人饮食上要注意应以清淡为主，少食油腻

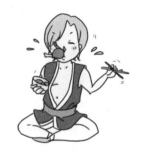

痰湿质

的肥肉及甜食黏食等，如炸糕、驴打滚等；可多食蔬菜、水果；坚持锻炼身体，促进脾胃运化。

湿热内蕴，身重困倦的体质

湿热质

湿热体质的人，一般身形较胖，面部和鼻尖总是油光发亮，脸上容易生粉刺，皮肤容易瘙痒，大便黏滞不爽。此类体质的人饮食要清淡，多食赤小豆、绿豆、芹菜、黄瓜、藕等清热祛湿之品；少食羊肉、韭菜、生姜、辣椒、胡椒、花椒，以及火锅、烹炸、烧烤等或甘温滋腻辛温助热之品。

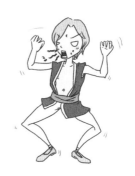

血行不畅，皮肤偏黯的体质

血瘀质

血瘀体质的人，面色、唇色偏黯，舌下静脉曲张，皮肤比较粗糙，有时在不知不觉中会出现皮肤瘀青，健忘，性情急躁。此类体质的人饮食上宜食用行气、活血之品，如山楂、玫瑰花、金橘等；少食肥肉等滋腻之品。

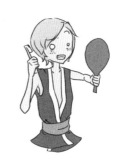

气郁质

气机郁滞，情志不畅的体质

气郁体质的人，体形偏瘦，常闷闷不乐、情绪低沉，感情脆弱，容易紧张、焦虑、多愁善感、受惊，常感到胸闷、乳房及两胁部胀痛，经常叹气，咽喉部常有堵塞感或异物感，容易失眠。此类体质的人宜多食行气解郁、健脾消食之品，如黄花菜、山楂、玫瑰花等。

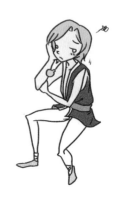

特禀质

禀赋特殊，敏感的体质

特禀体质的人是一类体质特殊的人群，有的即使不感冒也经常鼻塞、打喷嚏、流鼻涕，容易患哮喘，容易对药物、食物、气味、花粉等过敏，皮肤常因过敏出现紫红色瘀点、瘀斑，皮肤常一抓就红，并出现抓痕。此类体质的人饮食宜清淡，多食益气固表之品；如山药、鸡肉、大枣、燕麦等少食蚕豆、白扁豆、牛肉、鹅肉、鲤鱼、虾、蟹、酒、辣椒、浓茶、咖啡等辛辣、腥膻发物及含致敏物质的食物。

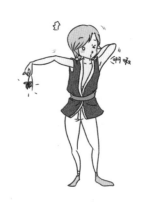

二、辨证论治

辨证论治是中医养生治病的基本原则。证，即证候，如风寒感冒、心血亏虚、肝阳上亢等，都是对疾病过程中某一阶段或者某一类型病理的概括。"辨证"就是通过综合、分析四诊（望、闻、问、切）收集的资料，辨清疾病的病因、病性、病位，以及邪正之间的关系，概括、判断疾病的所属证型。论治，即根据辨证的结果，确定相应的治疗原则治疗方法以及采取相应的治疗措施等。

辨证论治是中医的特色和优势所在。具体表现为同一种疾病采用不同的治疗方法，比如同样是便秘，但选用通便的方法并不一样，肠燥的便秘可以食用蜂蜜、麻仁等润下，虚劳的便秘可以食用牛奶、黄芪补虚，帮助排便。

在选择食疗方案之前，先要"辨证"。一般需要从病因、病位、病性、病势四个方面去辨别。病因是生病的原因，身体正气不足、感受外邪、饮食睡眠不规律、过度劳累、不良情绪的影响等都会导致疾病的发生，寻找病因有助于判断疾病的类型，有利于辨证。病位就是疾病发生在哪些部位，比如便血的时候，血色鲜红，则可以判断是近血，出血的部位在肛门附近；血色黯黑时，出血的部位是在上部的胃或十二指肠。病性是疾病的性质，病有寒有热，有虚有实，最为重要。一般来说，治疗要遵循寒者热之、热者寒之、虚则补之、实则泻之的原则。病势就是疾病变化的趋势，人体和疾病都处于不断的运动变化之中，可以是内外的变化、寒热的变化或轻重的变化等，不同的病情变化应该采取不同的治疗方法。

论治是辨证的延续，对已知的病证进行具体的治疗。比如辨证出风寒感冒可以服用葱白、生姜煮水来辛温解表；风热感冒可以用菊花、薄荷代茶饮来辛凉解表。中医论治疾病的方法包罗万象，变化万千，但是只有在正确"辨证"的基础上，才可以正确的"论治"。

第三节　阴阳五行学说

中医学的诞生离不开中国古代哲学思想的渗透和影响。中医的阴阳五行学说是古人通过长期的观察、感悟、推理、提炼而总结出的理论，是古人智慧的体现。

一、阴阳学说

阴阳，最早是古人通过观察太阳的运动得出的。有阳光之处为阳，阴影之处为阴。后来，古人发现，宇宙万物都可以用阴阳这个抽象概念来归类，同时认识到阴阳不是静止的，而是处于不断的运动当中，阴阳的相互作用推动着宇宙中一切事物的产生和变化。古人通过长期的观察，发现水与火这一对事物的特性，最能代表和说明阴阳各自的特性，像水一般，向下的、寒凉的为阴；相反，像火一般，向上的、温热的为阳。阴和阳是相互对立、相互依存的，有阴必有阳，有阳必有阴，如天与地，地为阴，天为阳；水与火，水为阴，火为阳。在食疗中，可以将食物分阴阳，如羊肉、大枣、荔枝之类的食物，吃下去身体会发热，属阳；绿豆、冬瓜、鸭肉，吃下去可以清解身热，属阴。

阴阳的相互关系是阴阳学说的精髓，包括阴阳的对立制约、互根互用、消长平衡和相互转化关系。阴阳的对立制约是指阳可以克制阴，具有抑制阴的作用，反之阴也可以克制阳，具有抑制阳的作用。如在炎热的夏季，可以吃绿豆、冬瓜、西瓜这些寒凉的食物缓解暑热。阴阳的互根互用是指阴和阳之间存在着互相依存、互相促进的关系。如人体的气血，气为阳，血为阴，气可以生血，血可以载气。血虚时，可以用黄芪熬肉汤补气，通过补气以达到补血的目的。阴阳的消长平衡和相互转化用于描述阴阳运动的动态平衡，阴阳不是静止的，而是处于不停地运动和转化之中。如春夏秋冬四季，由春到夏，阳长阴消，天气由寒转暖；由秋到冬，阳消阴长，天气由热转凉。人体也是一样，白天人体的阳气慢慢增长，阴气减少，所以兴奋爱活动；到了晚上，阴气慢慢增加，阳气减少，所以安静想休息。如果这种平衡被打乱，就会出现白天倦怠、晚上失眠的情形，这样可以在晚上喝小米莲子粥安神，调节阴阳，治疗失眠，使白天精力充沛。

阴与阳的关系是对立而统一的，是事物矛盾的根本。从食疗的角度来看，通过饮食调整阴阳，可以使身体与精神处于最佳的健康状态。《素问·上古天真论》曰："上古之人，其知道者，法于阴阳，和于术数，食饮有节，起居有常，不妄作劳，故能形与神俱，而尽终其天年，度百岁乃去。"由此可知，上古时期，那些懂得养生的人，都注重调和阴阳，遵循事物发展的一般规律，饮食起居皆有规律，不强迫自己做超出自己体能的事，不熬夜，心态平和，所以可以活到"一百岁"。

二、五行学说

五行学说是中国古人朴素的唯物主义思想。五行学说认为，宇宙之中的一切事物都是由木、火、土、金、水五种基本物质构成，自然界各种事物和现象的发生、发展和变化，都和这五种物质不断运动和相互作用息息相关。木是指自然界的树木，像树木枝叶一样，具有生长、生发、调达、舒畅等性质或作用的事物或现象属于木。像火一样具有温热、上升、光明等性质或作用的事物或现象属于火。土为万物之母，女娲造人用的就是土，吹了一口气就变成了人。凡是具有生长、承载、受纳等性质或作用的事物或现象属于土。金指金属，凡是具有沉降、肃杀、收敛等性质或作用的事物或现象属于金。老子曰："上善若水，水善利万物而不争，处众人之所恶，故几于道。"水具有无私奉献的特质。凡是具有滋润、下行、寒凉、闭藏等性质或作用的事物或现象属于水。人的脸上有五官，身体内有五脏，古人喜欢将事物按照与五行相似的特点一一对应。

木、火、土、金、水五行之间不是孤立存在的，它们之间存在相生相克的关系，相生就是促进，相克就是抑制。木生火，火生土，土生金，金生

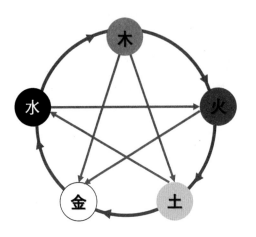

水，水生木，如此循环往复，这就是五行的相生；木克土，土克水，水克火，火克金，金克木，这就是五行的相克。

五行的相生相克，是五行的自我调节机制，是一种动态的矛盾斗争的平衡。五行对应人体的五脏，五脏之间也是相互促进、相互制约的，如肾水滋养肝木，肺肾的金水相生，肝木克脾土等。在食养食疗中，五行的应用也很广泛。

不同的食物和药物有不同的颜色和口味。一般将颜色分为青、赤、黄、白、黑，"五色"；口味分为酸、苦、甘、辛、咸，"五味"。不同颜色和口味的食物食用后进入不同的脏腑。青色、酸味的食物入肝，如山茱萸、芹菜等，可以养肝疏肝。赤色、苦味的食物入心，如黄连、西瓜等，可以清心安神。黄色、甘味的食物入脾，如白术、小米、黄豆等，可以健脾益气。白色、辛味的食物入肺，如石膏、梨、藕等，可以清解肺热。黑色、咸味的食物入肾，如熟地、黑豆、黑鱼等，可以补肾延缓衰老。

五行系统表

五行	木	火	土	金	水
五脏	肝	心	脾	肺	肾
五腑	胆	小肠	胃	大肠	膀胱
五官	目	舌	口	鼻	耳
五体	筋	脉	肉	皮	骨
五华	爪	面	唇	毛	发
五脉	弦	洪	缓	浮	沉
五液	泪	汗	涎	涕	唾

五志	怒	喜	思	悲	恐
五音	角	徵	宫	商	羽
五色	青	赤	黄	白	黑
五味	酸	苦	甘	辛	咸
五季	春	夏	长夏	秋	冬
五化	生	长	化	收	藏

注：长夏指夏至至处暑的一段时间。

在选择食养食疗方的时候，可以依据五行相生相克的理论，来指导养生治疗方案的制定。如运用五行相生的规律来治疗疾病，应遵循"虚则补其母，实则泻其子"的原则。即当某一脏腑虚弱的时候，我们可以依据五行相生的原理在补本脏的同时补养其母脏。如肝阴不足，在吃枸杞补肝阴时，可以配补肾阴的鸭肉、桑椹等，以促进肝阴的恢复。当某一脏腑亢盛的时候，我们可以依据五行相生的原理在泻本脏的同时泻除其子脏，从而泻除该脏的亢盛之气。如肝火亢盛，在吃芹菜清肝火时，可以配苦瓜、生菜等苦寒泻心火的食物以帮助泻肝火。根据五行相生规律制定的治法，常用的有培土生金法、金水相生法、滋水涵木法等。同时，也可以运用五行相克的规律来治疗疾病，治疗时须遵循"抑强扶弱"的原则。相克太过需要"抑强"，抑制强者，相克不及则需要"扶弱"，扶助弱者，在实际运用过程中往往是抑强与扶弱同时使用。根据五行相克规律制定的治法，常用的有抑木扶土法、培土制水法、佐金平木法和泻南补北法等。

第二章

药（食）性理论

　　人之所以会生病，是因为体内的阴阳失去了平衡协调的关系。为了使人体的阴阳重新归于平衡，可以借助食物来调节人体的阴阳。如当人体阳虚时，需要借助偏阳的食物来助阳；当人体阴虚时，需要借助偏阴的食物来滋阴。食物本身不同的作用和特性就是食物的偏性，只有利用食物偏性，才能纠正人体阴阳的偏盛偏衰。我们把食物药物所特有的性质和功能叫作药（食）性。药性理论是古人在长期医疗实践中总结出来的，包括四性、五味、升降浮沉、归经、毒性等。

四性

　　药物和食物的四性指的是寒、热、温、凉四种影响人体阴阳平衡的特性，又称四气。在食用食物后，身体的寒热状况会发生变化，患者服用某些药物后，病情的寒热也会发生变化。根据身体不同的寒热变化将药食分为寒凉和温热。

　　寒凉和温热相反，寒热的程度大于凉温。大凡治疗热证的药食是寒凉的，治疗寒证的药食是温热的。寒热温凉四性不明显的药食是平性的。对于有些药食，通常还标以大热、大寒、微温、微寒等词以区别寒热的程度。

　　一般寒凉药食的作用是清热、解毒、泻火、滋阴、凉血等，主治各种热性的病证，如鼻衄（鼻出血），可以用藕汁清热凉血止血，因为藕是生长于见不到阳光的淤泥之中，其性寒凉。温热药食的作用是温中、散寒、助阳、益气、活血，主治各种寒证，如胃脘冷痛，可以喝热性的红糖水。寒凉药食治疗阳热证，温热药食治疗阴寒证，这是临床必须遵循的基本原则。反之，如果阴寒证用寒凉药食，阳热证用温热药食，会加重病情。当患者病情复杂、寒热错杂的时候，有时候还要根据实际情况寒热并用，寒热并除。

五味

五味是指将药食按照它们的味道和治疗作用分为酸（涩）、苦、甘、淡、辛、咸六大类。药食的五味是古人结合五行学说和脏腑经络理论在长期的实践中总结出来的，它反映药食的口味与作用。从阴阳上区分五味，甘、淡、辛属阳，酸（涩）、苦、咸属阴。酸入肝、苦入心、甘入脾、辛入肺、咸入肾，五味的作用就是食物的作用，可以简单概括为酸收、苦泄、甘缓、淡渗、辛散、咸软。

酸收，即酸味可以收敛、固涩。枇杷润肺止咳，杨梅涩肠止泻，都是因为它们是酸味的。

苦泄，即苦味可以泻下、泄热。菊花、茶叶都是苦味的，可以清泻火热。

甘缓，即甘味能补、能和、能缓。大多数吃起来口感清爽的蔬菜都是甘味的，多吃对身体好。牛羊肉、鸡鸭鱼等肉类都是大甘，都可以补益气血。但是，现代人吃肉吃得太多，太过补益，很多补成了痰湿体质和湿热体质。

淡渗，即淡味可以淡渗利湿。

辛散，即辛味可以行气散结。淡味的冬瓜，甘味的炖猪排，加些辛味的大葱，不仅味道好，且补虚不助湿热。

咸软，即咸具有泻下通便、软坚散结的作用。如食用海藻可以治疗瘿瘤。

升降浮沉

人体的气血津液，都向着升降浮沉四个方向不停地运动。升是向上运动；降是向下运动；浮是向外运动；沉是向内运动。人体内升降浮沉运动是人生命活动的基础，当疾病破坏人体内正常升降浮沉运动时，就需要用药食的升降浮沉来调节。升浮的药食作用向外向上，具有升阳益气、催吐毒物、发表散邪、祛风除湿、温中散寒、通关开窍、透疹发斑等作用，用于治疗外感表邪、风湿痹痛、脏腑寒湿、中气下陷、脏腑下垂等各种病证；沉降的药食作用向内向下，具有和胃止呕、降逆平喘、平肝潜阳、息风止痉、利尿通便、泻火解毒、重镇安神、消积软坚、敛汗止咳、固崩止带、涩精止遗等作用，用于治疗咳喘、呃逆、肝阳上亢、热毒疮痈、自汗盗汗、遗精遗尿等病证。要根据疾病的特点，因势利导，才能达到平衡人体阴阳的作用，使人体气机趋于正常。

归经

药食的归经是指不同的药食作用于不同的脏腑经络，是对药食作用的定位。四气五味只能说明药食具有不同的寒热属性和治疗作用，升降浮沉只能说明药食作用的趋势和方向，两者对药食的具体作用缺乏定位。所以，还需要应用药食归经来明确药食的作用部位。

药食的归经与药食本身的色味有关。如味酸、色青入肝、胆经，味苦、色赤入心、小肠经，味甘、色黄入脾、胃经，味辛、色白入肺、大肠经，味咸、色黑入肾、膀胱经。

此外，食疗中还常用到"以脏补脏""以形补形"的方法。如吃猪肝，以补肝明目；喝骨头汤治疗骨质疏松等。正如民间所说"吃啥补啥"，和归经一样，是对药食作用的定位。

毒性

"是药三分毒"，大部分中药都具有一定的毒性。自古就有神农尝百草的传说，神农不仅通过自己的身体来感受药物的治疗作用，同时，还通过自己的身体来感受药物的毒性。

和药物相比，食物的毒副作用很小。《素问·五常政大论》曰："大毒治病，十去其六；常毒治病，十去其七；小毒治病，十去其八；无毒治病，十去其九。谷肉果菜，食养尽之，无使过之，伤其正也。"意思是用药治病，要掌握适当的度，并依靠饮食补养正气，使人康复。食养食疗的优势就在于比单纯的药物治疗毒副作用小，可谓是"药到病除，食养正复"。大多数食物是无毒的，但是对于过敏的人来说，食用过敏的食物会对身体造成很大的伤害。

第三章

配伍理论

　　配伍就是将两种或两种以上的药或食配合在一起使用。配伍不是几种药或食的简单相加，而是在中医理论指导下，按照一定的配伍规律加以组合而成。合理的药食配伍可以让药材和食材得以物尽其用，提高整体疗效，降低毒副作用。

配伍原则

　　在配伍中药食之间的相互作用，主要包括：相须、相使、相畏、相杀、相恶和相反。同类药食相互配伍，相互加强功效叫作相须。如治疗阳痿的韭菜炒胡桃肉，韭菜与胡桃肉均可温肾壮阳，协同使用，可使壮阳之力倍增。以一类药食为主，另一类药食为辅，使主要的药食功效增强叫作相使。如治风寒感冒的生姜糖饮中，温中和胃的红糖可以增强生姜温中散寒的功效。一种药食的不良作用被另一种药食减轻或消除叫作相畏。如半夏的毒性可以被生姜减轻。一种药食能减轻或消除另一种药食的不良作用叫作相杀。相畏和相杀实际上是同一配伍关系从不同角度的说法。一种药食能减弱另一种药食的功效叫作相恶。如萝卜能减弱补气类药食（如山药、人参等）的功效。两种药食合用，可能产生不良作用，形成了药食的配伍禁忌叫作相反。

和方剂一样，一般药食的配伍也遵循君臣佐使的原则。君是起主要作用的药食，是主料。臣是辅助君以加强食物的功效，或治疗兼症的药食，是辅料。佐使是消除主料的毒性或副作用，或调味增色，或引导主、辅料归入机体某脏腑经络的药食。如治疗健忘的柏子仁粥，柏子仁益智宁神为君，粳米健脾益胃，补脾以助养心安神为臣，白砂糖少许调味，甘甜为使。

配伍禁忌是指某些药食配伍在一起会产生很强的毒副作用或是破坏药食原有的疗效而不适宜配伍在一起使用，如"十八反""十九畏"。古代文献中记载了很多食物的配伍禁忌，如李子不能和白蜜同食，会损伤五脏；韭菜不可与牛肉同食，会皮肤生疮；龟鳖不可与猪肉同食等。目前，尚缺少科学理论加以解释，还有待进一步的深入研究。此外，人在生病的情况下，应当禁食某些食物，又叫作忌口。如感冒初愈的时候，脾胃功能尚未完全恢复，不要马上食用不易消化的肉类；痛风患者，不宜吃鱼、虾等易引起人体尿酸增高的食物；糖尿病患者要减少糖类和脂肪类食物的摄入等。

食养食疗，

是指在中医药理论指导下，根据

药食的不同性味及对脏腑的不同作用，

调理机体功能，以保持健康或治疗疾病的方

法。进行食养食疗时，烹调方法的选择是由药食

本身的特点决定的，同时与食养食疗的目的及适

用对象也具有密切的关系。选择合适的烹调方法，

在增强食养食疗防治疾病、养生保健作用的同时，

也可以增加食物色、香、味，提高药食质量。

食养食疗的膳食烹调方法多种多样，一般包

括炖、焖、煨、蒸、煮、熬、炒、卤、

炸、烧、制粥、制饮料等多

种方法。

技法篇

关键词	○ 食养食疗
	○ 烹饪
	○ 技法

烹饪的基本技法

第四章

本章所介绍的烹饪技法，主要侧重于在原料中加入了药食两用的原料（下称"药物"）后的烹饪方法。

炖法 炖法是将药物和食物同时下锅并注入清水，放入调料后，置于武火上烧沸，将浮沫撇清，再置于文火上烧至熟烂的一种烹饪方法。

🍚 **操作方法**

（1）将食物在沸水锅中焯去血污与异味，然后放入炖锅中。

（2）将所有药物用纱布袋包好或者放入带孔的不锈钢调料盒中，用清水浸漂几分钟后放入锅内。

（3）在锅中加入调料以及适量清水，先用武火煮沸，撇去浮沫，然后再置于文火上炖至烂熟。一般炖2小时即可。

用本法制作的药食质地软烂，原汁原味，如参芪鸽肉汤、黄芪炖羊肉等。

焖法 焖法是将药物和食物用油炝过之后，添汁改用文火焖至熟烂的一种烹饪方法。

操作方法

（1）将原料用清水冲洗干净，并切成小块，备用。

（2）将锅烧热后倒入适量油，待油温适度之后，下入食材炝炒。

（3）加入药物、调料、汤汁，盖紧锅盖，并改用文火焖至熟烂即可。

用本法制作的药食酥烂、汁浓、味厚，如巴戟天煲鸡肠、风栗健脾汤等。

煨法是用文火或者余热对药物和食物进行较长时间烹制至熟的一种烹饪方法。

操作方法

主要包括两种方法，第一种是将药物与食物经炮制后，置于容器中，加入调料和一定量的水，慢慢地将其煨至软烂；另一种是将食物与药物预先经过一定方法处理之后，再用阔菜叶或湿草纸包好，埋入刚烧过的草木灰中，利用余热将原料煨熟。这种方法时间较长，中间要添加几次热灰，保持一定温度。

用本法制作的药食汤汁浓稠，口味肥厚，如虾籽海参、生姜鲫鱼汤等。

蒸法是利用水蒸气加热烹制食材的一种烹饪方法。此法不仅可用于食材的烹调，而且还可用于食材的炮制、消毒灭菌等。

操作方法

将药物与食物经炮制加工后，置于容器内，加入调味品、汤汁或清水（有的不加汤汁或清水，称为旱蒸），待水沸时上笼蒸熟，火候视原料的性质而定。如蒸熟不易烂的药食可用武火，蒸熟具有一定的形状要求的药食则可用中火徐徐蒸制，这样才能保持药食形状与色泽的美观。

用本法制作的药食既利于保持原味与药性，又能保持形状与色泽的美观。

🍚 蒸法的分类

有粉蒸、包蒸、封蒸、扣蒸、清蒸及汽锅蒸六种。

（1）粉蒸：将药物与食物拌好调料后，包裹米粉后上笼蒸制，如粉蒸鸡等。

（2）包蒸：将药物与食物拌好调料后，用菜叶或荷叶包裹紧实后上笼蒸制，如叫花鸡等。

（3）封蒸：将调好的食材装在容器中，加盖用湿棉纸封严上笼蒸制，如虫草鸭等。

（4）扣蒸：将食材准备好后，整齐有序地排放在合适的特定容器内上笼蒸制，如参蒸鳝段等。

（5）汽锅蒸：将食材准备好后，放入一种特制的陶土汽锅内蒸制的方法。此种锅的底部中心有一汽柱，直通锅内，蒸汽由汽柱冲入锅内的原料中，由于上面有盖子，蒸汽一方面作为热量传导的媒介，另一方面可与原料结合，生成的汁液随水蒸汽凝沉于锅中，可保持原汁与药性，如虫草汽锅鸡等。

（6）清蒸法：因清蒸法是将原料与水隔开炖，与炖法相似，所以在些不再赘述。

煮法是将药物与食物一起放在适量的汤汁或清水中，先用武火煮沸，再用文火煮熟的一种烹饪方法。

🍚 操作方法

（1）将药物与食物粗加工后，放置于锅中，并加入适当调料。

（2）向锅中注入适量清水或汤汁，置于武火上煮沸。

（3）煮沸后，移至文火上，煮至熟烂即可。

用本法制作的药食口味清鲜，煮制时间短，适用于体小质软的食材，如枸杞猪肝汤。

熬法

熬法是将药物与食物初加工炮制后，放入锅中，加入适量清水，用武火烧沸后改用文火熬至汁稠熟烂的一种烹饪方法。

操作方法

（1）将原料用水浸泡后，拣去杂质，并冲洗干净，切成小块。

（2）锅内注入适量清水，再放入原料与适量调味料。

（3）用武火烧沸后，撇去浮沫。

（4）改用文火熬至汁稠味浓即可。

用本法制作的药食汁稠味浓，但一般烹制时间较长，适用于含胶质多的食材，如冰糖银耳等。

炒法

炒法是先将药物提取成一定比例的药液，然后再加入食物中一起烹制，加油翻炒的一种烹饪方法。

操作方法

可用药液把食材拌匀，或将药液直接加入锅内，或成菜后勾汁等方法。炒时先烧热锅，倒入油滑锅后，再注入适量的油烧至适当温度，下入原料用铲翻炒，动作要快，断生即可。有些可直接食用的药物也可同食物一起炒制，而芳香类的药物大多在临起锅时勾汁加入，以保持其芬芳香气。

炒法的分类

一般分为生炒、熟炒、滑炒、干炒四种。

（1）生炒：生炒的原料不上浆，先将药物与食物投入热油锅中炒至五六成熟时，再放入配料一起炒至八成熟，再加入调味品，用锅迅速颠翻几下，断生即可，如生煸枸杞等。

（2）熟炒：先将食材加工成半熟或全熟，再将其切片或块，接着放入油锅中煸炒，依次加入药物、调味品和汤汁等，炒至其熟透即可，如茄子肉片等。

（3）滑炒：将食物与药物加工成合适大小，并将食盐、淀粉、蛋清调匀后给其上浆，再放入武火热油的锅中迅速翻炒，急火速成。

（4）干炒：将食物与药物切制后，调味拌渍，放入八成热的油锅中翻炒，待水气炒干微黄时，加入调料一同炒至汁尽即可，如枸杞肉丝等。

卤法是将经过初加工的食物，用卤汁浸透，使其入味的一种烹饪方法。

🍚 操作方法

（1）先按照一定的方式把初加工的食材与药物结合。

（2）将食材与药物一起放入卤汁中，彻底浸泡。

（3）用中火加热，利用热度使食材与药物浸透卤汁，直至熟烂即可。

炸法是多用武火煎炸，用油量大的一种烹饪方法。一般用油量比原料要多几倍。

🍚 操作方法

（1）将药物制成药汁或者研成药末，备用。

（2）将药液或药末调糊后，均匀涂满食材。

（3）将锅烧热，放入适量食用油，待油温偏高，放入备好的待炸食材。

（4）炸至食材颜色金黄时，从锅中捞出即可。

用本法制作的药食味香酥脆。炸法的烹饪过程中要一直用武火、热油，在原料下锅之际要听到声响，并掌握适当的火候，防止烧焦。

炸法的分类

根据药物与食物的特点，炸法一般分为清炸、干炸、软炸与酥炸。

（1）清炸：是将初加工的食材加酱油、绍酒、食盐、调料和药汁后，下入油锅中炸制的一种烹饪方法。一般原料都不挂糊，如山楂肉干等。

（2）干炸：是将初加工的食材加调料拌匀后，经过药浆挂糊后，下入油锅炸制的一种烹饪方法，如解暑酱包兔等。

（3）软炸：是将无骨的食物切成较小的形状，用调料、药粉调浆挂糊后，下到五六成热的温油锅中炸制的一种烹饪方法。炸制的温度不宜过高或过低，应当炸至外表发硬时捞出，待油温升高后再炸一次，如软炸怀山兔等。

（4）酥炸：将原料熟加工后，在表面挂上蛋清与药粉调成的糊后，再下油锅炸至深黄色发酥即可，如怀山肉麻元等。

烧法

烧法是将食物进行初加工后，用水或高汤烧制的一种烹饪方法。

操作方法

（1）先将食材切成小块，经煸、煎、炸处理后，备用。

（2）将加工后的食材用调味品进行调色调味。

（3）加入药物和高汤，用武火烧开后，改用文火焖制，烧至汤汁浓稠即可。

用本法制作的药食汁稠味鲜，如参芪红烧熊掌等。但此法须注意掌握好汤和清水的用量，要尽可能一次加足，避免烧干或汁水过多。

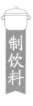

制粥

制粥是选用一定的中药材和谷物，单用谷物或将二者共同熬制成粥的一种烹饪方法。

药粥的品种繁多，功效各异，煮粥的方法也不尽相同，一般可分为两类：

1. 药米同煮

此法是与药食共制相同的方法，煮粥时主要选用既可以食用，又可与米谷之物同锅煮制的药物。这种药粥不仅具有药物的功效，而且还能增添药粥的滋味与形色。

2. 药米分制

（1）提汁：提取药物浓汁后，再与米谷之物同煮成粥，如竹叶粥、生地粥等。

（2）打粉：将药物洗净，打成细粉，待粥煮熟之际，撒入备好的药粉，边撒边搅匀，当粥浓稠时即可，如荸荠粥等。

用本法制作的药食吸收快，不伤脾胃，制法简易，服用方便，老少咸宜。

制饮料

饮料，是以水或酒、糖等为原料制成的或含有药物有效成分，并具有某种效用的液态食品。一般分为保健饮料与药酒两种。

1. 保健饮料

是以食物药物、水、糖为原料制作而成，具有保健或治疗等作用的饮品，如双花饮等。

🍚 **操作方法**

（1）将药物或食物洗择干净，适当粉碎，备用。

（2）采用清水煎煮法或沸水冲泡法、蒸馏法制成汁液。

（3）经过滤澄清后，再加入冰糖或蜂蜜调味即可。

2. 药酒

是将药物用白酒浸泡而成的澄清酒精类饮品。可借助酒力将药物输布全身，多用于风寒湿痹或气滞血瘀证，如人参枸杞酒等。

🥣 操作方法

（1）先用清水将药物择好洗净，再适当粉碎。

（2）将粉碎好的药物加入白酒，用浸渍、渗漉等方法制成酒剂。

（3）再经静置、澄清、过滤后，加入冰糖或蜂蜜调味即成。

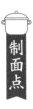

制面点

面点是用面或将药物加入面点中制成的食品。加入药物的面点多是将药物制成粉末，或者将药物提取汁液与面粉共同合揉后，按面点制作方法加工而成。

面点的种类繁多，制做方法各异，此处不再赘述。

食物

不仅能饱腹充饥，而且具

有营养保健和一定的治疗作用。

人们在享受美味的同时还调理了身体，

治疗了疾病，而且还无毒副作用之忧。

根据年龄、性别的不同，进行饮食调养，

根据疾病的不同，进行辨证施膳。食

养食疗这种古老的方法越来越受

人们的青睐。

临床篇

关键词

○ 不同人群
○ 食养
○ 常见疾病
○ 食疗

第五章　不同人群的食养

第一节　不同年龄人群的食养

婴幼儿食养

概述

　　婴幼儿是指 0~6 岁的孩子，该时期是每个人生命的起点。《千金方》中记载："小儿始生，肌肤未成。"这一时期的孩子就像一张白纸，想要孩子的未来更加美好、绚丽，父母们需要在这一时期对婴幼儿有一个全方位的呵护，为其生长发育提供一个良好的环境，给孩子进行合理的饮食调摄是一切的基础。对其食养的好坏将影响到今后孩子能否健康苗壮地成长，对其生长发育有着深远的影响。

食养原则

　　（1）提倡母乳喂养，以自然营养促进其生长发育。
　　（2）保证营养均衡，注重蛋白质、钙类、维生素等七大营养物质的摄入与吸收。
　　（3）饮食应以易消化、易吸收的食物为主。

食物选择

（1）宜食用的食物：首先，以母乳为主，如母乳不足，可用牛奶、羊奶、豆浆等代替，其中以鲜奶为首选。其次，应补充各类维生素，可通过食用胡萝卜、莴苣、芹菜等常见蔬菜补充。最后，应多食鱼类，促进婴幼儿的发育。

（2）不宜食用的食物：婴幼儿时期的孩子消化系统尚未健全，胃肠功能较差，不宜食用蜂蜜及各类坚硬的坚果类食物，同时，大块食物应切碎或煮烂后食用。不宜食用各类海鲜产品，否则易使婴幼儿出现过敏反应，特别是对于有家族过敏史的孩子应尤其注意。

食养方

🍲 蒸砂仁鲫鱼

原料：新鲜鲫鱼 1 条（约 250g），砂仁 3g，生姜 6g，大葱 1 根，花生油 6g，食盐 3g，黄酒 2g，淀粉 1g。

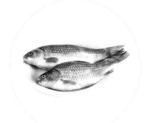 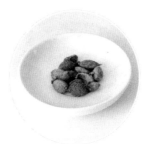 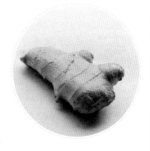

鲫鱼：甘，平。入脾、胃、大肠经。健脾和胃，利水消肿，通血脉。

砂仁：辛，温。入脾、胃、肾经。化湿行气，温中止泻，安胎。

生姜：辛，温。入肺、脾、胃经。解表散寒，温中止呕，温肺止咳。

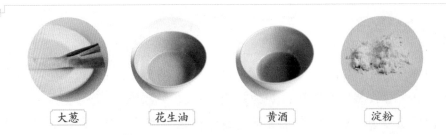

大葱　　花生油　　黄酒　　淀粉

制法：将鲫鱼去鳞、鳃，用刀开肚后去其内脏，用清水洗净后，沥干水份，备用；大葱去皮后清洗干净，切成段；生姜去皮，洗净，切成丝；砂仁洗净，沥干，研成末。随后将花生油、食盐和砂仁拌匀纳入鱼腹内，用淀粉封住刀口，将葱段、生姜丝铺在鱼身上，再将事先准备好的黄酒倒入其中，用碗盖严，隔水蒸熟即可。

用法：佐餐食用，每日 1 次。

 小贴士

适用于消化不良、食欲不振的幼儿。

山药茯苓馒头

原料：山药 50g，茯苓 50g，小麦粉 150g。

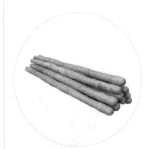

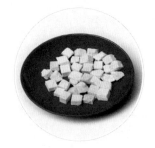

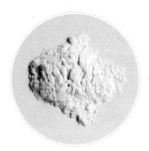

山药：甘，平。入脾、肺、肾经。益气养阴，补脾肺肾，固精止带。

茯苓：甘、淡，平。入心、脾、肾经。利水渗湿，健脾，宁心。

小麦粉：甘，凉。入心、脾、肾经。养心，益肾，除热，止渴。

制法：将山药和茯苓研成细粉，随后将粉末同小麦粉混合，再放入发酵粉，加水调和，进行发酵，小麦粉发酵后用小苏打调节酸碱度，放于笼屉中蒸熟即可。

用法：每日 2 次，早晚分服。

少年儿童食养

概述

少年儿童一般是指 7~17 周岁处于生长发育黄金阶段的孩子。《素问病机气宜保命集》有云："六岁至十六岁者，和气初春，日渐滋长"，《小儿药证直诀》曰："小儿五脏六腑，成而未全，……全而未壮。"由此可知，此阶段的少年儿童生机勃勃，正处于"天癸"未至或刚至之时，生长发育极快。但这一时期的孩子脏腑娇嫩，抵抗力低下，易于发病，因此，对这一时期的孩子进行食养，最重要的是根据其不稳定的体质类型进行有针对性的调理。

食养原则

（1）饮食应以营养充足、膳食平衡、促进发展为原则，避免儿童出现偏食、挑食等不良习惯。

（2）注重儿童合理饮食习惯的培养，三餐定时定量，不宜过度饮食。

（3）保证"后天之精"得到有效充盈，应适当给予益肾之品，同时，宜少食滋补肥甘厚腻之品。

食物选择

（1）宜食用的食物：肾气是儿童正常生长发育之根本，此时牙齿、骨骼的发育都依赖于肾气的充盈，宜适当食用益肾的食物，如核桃仁、黑芝麻、桑椹、黑豆等。

（2）不宜食用的食物：少年儿童素有"纯阳之体"的说法，故其阳偏亢，宜少食温补、厚腻之品，如牛肉、羊肉、鸡肉等，同时，还应慎食各类海产品。

枸杞猪肝汤

原料：猪肝100g，枸杞10g，食盐3g，生姜5g，白醋10g，黄酒1g，淀粉1g，花生油1g。

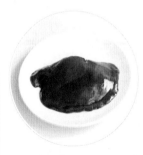
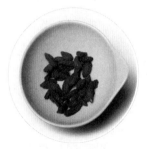
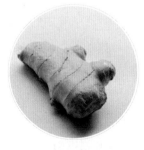

猪肝：甘、苦，温。入脾、胃、肝经。养肝明目，补气健脾。

枸杞：甘，平。入肝、肾经。滋补肝肾，益精明目。

生姜：辛，温。入肺、脾、胃经。解表散寒，温中止呕，温肺止咳。

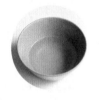

白醋　黄酒　淀粉　花生油

制法：将猪肝洗净后切薄片，用清水和白醋浸泡 15 分钟后再漂洗干净。漂洗干净后的猪肝中放入黄酒、淀粉与 1.5g 食盐，抓拌均匀，将猪肝腌制片刻。生姜块切成丝，枸杞洗净，备用。在锅中倒入清水，武火烧开后放入生姜丝，淋入花生油，随后放入猪肝煮熟，再加入枸杞滚煮片刻，加 1.5g 食盐调味即可。

用法：佐餐食用，每日 1 次。

🍲 枸杞核桃仁粥

原料：粳米 100g，枸杞 20g，核桃仁 20g，白砂糖 5g，冷水 1000ml。

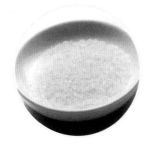

枸杞：甘，平。入肝、肾经。滋补肝肾，益精明目。

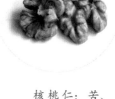

粳米：甘，平。入脾、胃、肺经。调中和胃，渗湿止泻，除烦。

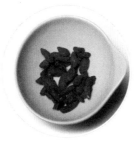

核桃仁：苦、甘，平。入心、肝、大肠经。活血祛瘀，润肠通便，止咳平喘。

白砂糖

制法：粳米放入锅内，加入约 1000ml 冷水，置旺火上烧沸，将枸杞、核桃仁放入其中，再用文火煮 45 分钟，加入白砂糖调味即可。

用法：佐餐食用。

🍲 鲫鱼黄芪汤

原料：鲫鱼 1 条（约 250g），黄芪 15g，陈皮 5g，生姜 10g，食盐 2g。

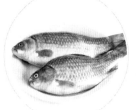

鲫鱼：甘，平。入脾、胃、大肠经。健脾和胃，利水消肿，通血脉。

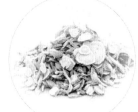

黄芪：甘，微温。入脾、肺经。补气健脾，升阳举陷，益卫固表，利尿消肿，托毒生肌。

陈皮：辛、苦，温。入肺、脾经。理气健脾，燥湿化痰。

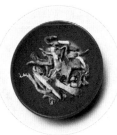

生姜：辛，温。入肺、脾、胃经。解表散寒，温中止呕，温肺止咳。

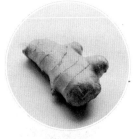

制法：将鲫鱼去掉鱼鳞与内脏，随后连同陈皮、生姜、黄芪一起放入砂锅中清炖，待其烧熟后加入食盐调味即可。

用法：佐餐食用，食鱼饮汤。

青年人食养

青年一般是指处在 18~40 周岁的人群，其中 18~24 岁的人群处在青春期、发育期。青年时期是人一生中生长发育的最高峰，身体各项功能趋于完善，身体逐渐健壮。《素问·上古天真论》曰：丈夫"三八，肾气平均，筋骨劲强，故真牙生而长极"；女子"三七，肾气平均，故真牙生而长极"。但处在青春期的孩子会出现各种逆反心理、厌世嫉俗等情况，饮食偏好情况也较易出现。考虑到青少年需要充足的营养物质来作为生长发育的根本，故此时在饮食上应特别注意合理饮食，促进这一时期的人群健康成长。同时，这一阶段的人群处在"天癸"盛时期，此时可以根据不同的体质类型，针对先天不足的个体，可以适当滋补，通过培补"后天之精"达到补充"先天之精"的目的，促进其肾气的充盈。

食养原则

（1）应保证充足的营养供给，特别是蛋白质类物质的摄入尤为关键。

（2）合理安排饮食，达到膳食平衡，营养均衡。

（3）根据不同体质类型的青年，针对先天不足的个体，可以适当滋补，通过培补"后天之精"达到补充"先天之精"的目的。

（4）强调饮食有节，针对男女青年不同的体质，应避免过度节食、暴饮暴食而影响脾胃功能。

食物选择

（1）宜食用的食物：此阶段的人群以食用补益肝肾之品为主，如黑豆、黑芝麻、枸杞等；同时，还应多食用健脑之品，如核桃、新鲜鱼类等；兼服鲜奶类、海带等。

（2）不宜食用的食物：青年人虽处在人生巅峰，但饮食中仍要以低盐、低脂类食物为主，不宜多食油炸类及肥甘厚腻类食物。

食养方

🍲 玉米蔬菜肉丸

原料：五花肉 180g，玉米 30g，胡萝卜 20g，生姜 2g，淀粉 2g，食盐 2g，生抽 2g，香油 1g。

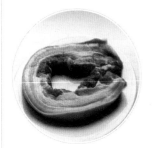

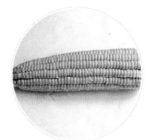

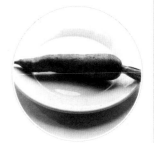

五花肉：甘、咸，微寒。入脾、胃、肾经。补肾养血，滋阴润燥。

玉米：甘、平。入胃、大肠经。调中开胃，利尿消肿。

胡萝卜：甘、辛，平。入脾、肝、肺经。健脾和中，滋肝明目，化痰止咳，清热解毒。

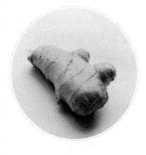

生姜：辛，温。入肺、脾、胃经。解表散寒，温中止呕，温肺止咳。

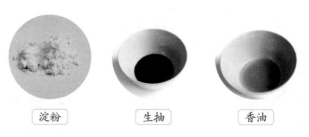

淀粉　　　　生抽　　　　香油

制法：将生姜磨成蓉，胡萝卜切成 2mm³ 左右的方块，甜玉米剖成粒，猪肉切成小块，用搅拌机搅成泥状。待上述工作完成后，在猪肉泥内放入食盐、生抽，用筷子顺时针方向搅拌，稍后加入玉米淀粉搅拌至肉泥成胶状。将胡萝卜粒、玉米粒拌入肉泥中，加入食盐、香油，拌匀后用手将肉泥挤成肉丸，摆放在盘子上。待蒸锅中水烧开后，摆上肉丸，盖上锅盖用旺火蒸20分钟即可。

用法：佐餐食用，不宜过量。

桃仁大枣粥

原料：粳米 100g，桃仁 6g，大枣 6 个，白砂糖 5g，冷水 1000ml。

粳米：甘，平。入脾、胃、肺经。调中和胃，渗湿止泻，除烦。

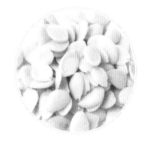

桃仁：苦、甘，平。入心、肝、大肠经。活血祛瘀，润肠通便，止咳平喘。

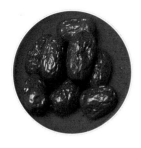

大枣：甘，温。入脾、胃、心经。补中益气，养血安神。

白砂糖

制法：将粳米、桃仁一同放入锅内，加入约 1000ml 冷水后置旺火上烧沸，再加入大枣，改用文火煮 45 分钟后调入白砂糖拌匀即可。

用法：每日 2 次，早晚分服。

桂圆黑豆粥

原料：粳米 100g，桂圆 60g，黑豆 20g，生姜 15g，蜂蜜 15g，冷水 1000ml。

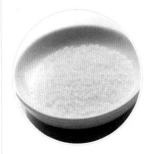

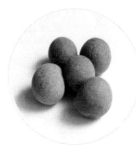

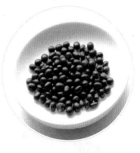

粳米：甘，平。入脾、胃、肺经。调中和胃，渗湿止泻，除烦。

桂圆：甘，温。入心、脾经。补益心脾，养血安神。

黑豆：甘，平。入脾、肾经。活血利水，祛风解毒，健脾益肾。

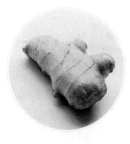

生姜：辛，温。入肺、脾、胃经。解表散寒，温中止呕，温肺止咳。

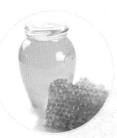

蜂蜜：甘，平。入肺、脾、大肠经。补中，润燥，止痛，解毒。

制法：生姜打成生姜汁备用。将粳米放入锅中，加入约 1000ml 冷水，置旺火上烧沸后转用文火加热，之后加入桂圆、黑豆及生姜汁，搅拌均匀后煮至软烂，调入蜂蜜拌匀即可。

用法：每日 2 次，早晚分服。

肉丁饼

原料：小麦粉 500g，猪肉 150g，生姜 5g，大葱 5g，食盐 3g，酱油 2g，香油 3g。

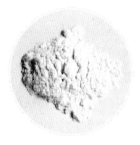

小麦粉：甘，凉。入心、脾、肾经。养心，益肾，除热，止渴。

生姜

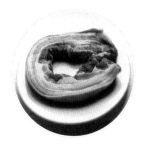

猪肉：甘、咸，微寒。入脾、胃、肾经。补肾养血，滋阴润燥。

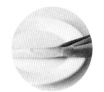

大葱

酱油

制法：用刀将猪肉切成 2cm 长的肉丁后，加入适量酱油，腌制片刻。在肉丁内加入葱花、生姜末、食盐、香油，一起拌成馅。将面粉 350g 用开水烫好，将另外 150g 面粉用凉水和好，然后把两块面合在一起，用手将其揉匀。将揉好的面团做成 50g 一个的小剂，随后用手按扁，把馅包入，将其擀成均匀大小的圆饼后，放入平底锅中烙熟，出锅装盘即可。

用法：佐餐食用，每日 1 次。

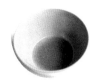

香油

中年人食养

概述

中年是指处在 41~60 周岁的成年人，此年龄段人群人身体各项生理功能开始走下坡路，也是人生重要转折点，此时的养生保健尤为重要。处于中年时期的人群，其心理、生理等各项身体功能已趋于成熟并有向下发展的趋势。《素问·上古天真论》曰：丈夫"六八，阳气衰竭于上，面焦，发鬓颁白；七八，肝气衰，筋不能动，天癸竭，精少，肾脏衰，形体皆极"；女子"六七，三阳脉衰于上，面皆焦，发始白"。故在此时应考虑其正处在转向衰老的阶段，"天癸"已过，肾气开始出现亏虚，故宜补肾壮阳，以助其肾气充盈。这一时期身体功能也出现明显下降，特别是消化系统功能降低，故应严加控制脂肪类食物的摄入，减少不饱和脂肪酸以及脂肪酸的摄入。同时，可适当补充蛋白质，其中应以优质蛋白为主，如鱼、蛋、奶等。在此基础上，还应减少糖类、食盐的摄入，多食新鲜蔬菜、水果，还可适当地补充维生素片以保证身体维生素的充足。

食养原则

（1）应控制饮食，合理搭配，避免出现肥胖。

（2）宜多食用低脂、低蛋白、低盐的食物，避免出现糖尿病、冠心病等一系列疾病。

（3）在坚持控制饮食、膳食平衡的基础上，还应加强锻炼，增强体质，延缓衰老，同时，促进营养物质的消化、吸收、利用。

食物选择

（1）宜食用的食物：人至中年，宜多食用新鲜鱼类、各种豆制品、坚果、菌类，如香菇、蘑菇、木耳、银耳等，以及各种海藻类食物，如紫菜、海带等。

（2）不宜食用的食物：中年人的消化系统由盛逐渐变衰，在饮食方面，应减少食用高脂、高蛋白类食物（如鸡蛋黄、咸鸭蛋等），各种腌制类食物（如腊肉、火腿、熏肉、泡菜等），以及油炸类食物和含糖量过高的食物。

🍲 **板栗杏仁鸡**

原料：板栗 200g，甜杏仁 12g，大枣 5 个，核桃仁 20g，公鸡 1 只，生姜 15g，大葱 15g，黄酒 15g，食盐 3g，酱油 10g，白砂糖 10g，芝麻酱 6g，花生油 25g，淀粉 50g。

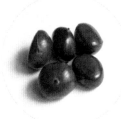

板栗：甘、微咸，平。入脾、肾经。益气健脾，补肾强筋，活血消肿，止血。

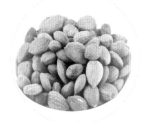

甜杏仁：甘，平。入肺、大肠经。润肺止咳，润肠通便。

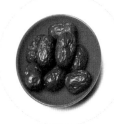

大枣：甘，温。入脾、胃、心经。补中益气，养血安神。

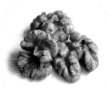

核桃仁：苦、甘，平。入心、肝、大肠经。活血祛瘀，润肠通便，止咳平喘。

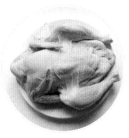

公鸡：甘，温。入脾、胃经。温中益气，补精填髓。

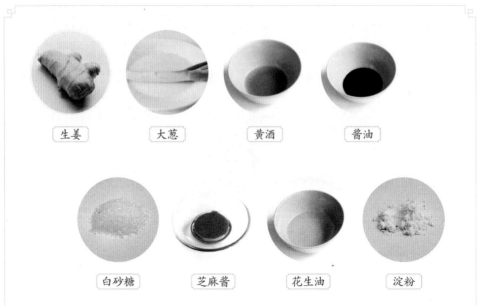

生姜　　　　大葱　　　　黄酒　　　　酱油

白砂糖　　　芝麻酱　　　花生油　　　淀粉

制法：

（1）将甜杏仁、核桃仁放在碗内，用沸水浸泡后撕去皮，捞出沥干水后，放入温油锅内不停地翻动，炸至金黄色，捞在盘中摊开，之后用擀面杖将杏仁、核桃仁滚压成末，备用；板栗分成两瓣，放入沸水锅内，将其煮至外皮可剥掉时捞出，剥去外皮；公鸡宰杀后，褪净毛，用刀剖腹去其内脏，将其冲洗干净，斩成块状；生姜、大葱洗净，生姜切成丝，大葱切成段，备用。

（2）将炒锅置中火上烧热，滑锅后加入花生油 15g，再用武火烧至六成热后，放入鸡块炒至黄色，随即加入适量黄酒、生姜丝、葱节、白砂糖、酱油，炒至上色后，加入做好的板栗再焖 15 分钟，焖至鸡熟透。

（3）将锅端回至武火上，用漏勺捞出鸡块，将皮朝下摆在碗内，再捞出板栗盖在鸡块上面，覆上圆盘翻扣在盘内。

（4）将原锅中的汤汁在武火上烧沸，放入芝麻酱拌匀后，用湿淀粉勾芡，加入熟花生油，反复拌匀后，浇在鸡块上，撒上杏仁末、核桃末即可。

用法：佐餐食用。

🍲 乌鱼冬瓜汤

原料：乌鱼 500g，冬瓜 250g，黄酒 3g，大葱 3g，生姜 3g，食盐 3g。

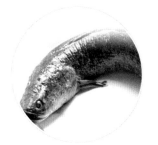

乌鱼：甘，寒。入肝、肾经。补脾益气，利水消肿。

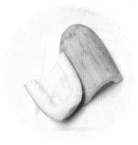

冬瓜：甘、淡，微寒。入肺、大肠、小肠、膀胱经。利尿，清热，化痰，生津，解毒。

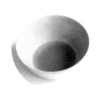

黄酒

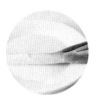

大葱

生姜

制法：将乌鱼用刀去脏刮鳞，生姜、冬瓜切片，随后将生姜放入锅中用热油爆炒香。再将乌鱼在爆香生姜片的热油中略煎，之后加入黄酒、适当清水，煮约 20 分钟后，加入冬瓜片、大葱、生姜，再煮 5 分钟即可。

用法：佐餐食用。

焖肉煎豆腐

原料：猪肉 200g，豆腐 500g，花生油 90g，酱油 50g，鸡汤 150g，白砂糖 10g，黄酒 3g，食盐 3g，大葱 3g，淀粉 2g。

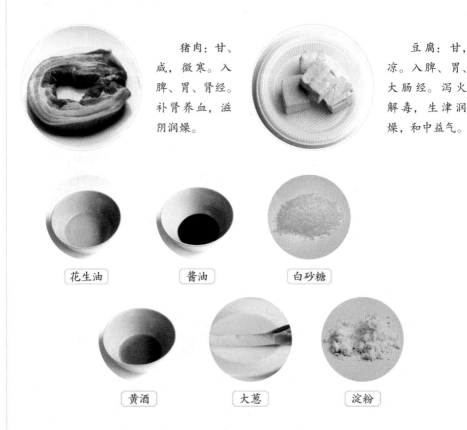

猪肉：甘、咸，微寒。入脾、胃、肾经。补肾养血，滋阴润燥。

豆腐：甘，凉。入脾、胃、大肠经。泻火解毒，生津润燥，和中益气。

花生油　　酱油　　白砂糖

黄酒　　大葱　　淀粉

制法：首先将猪肉切成 2cm 厚、2cm 长的小块，将豆腐切成 2cm 长、5cm 宽、2cm 厚的块。之后在锅内放入花生油 70g，将其烧热后，把豆腐放入锅中煎至两面发黄后取出，锅内留油放入葱花煸一下，随后放入豆腐、鸡汤、酱油、白砂糖、食盐，待其开锅后在微火上煮 5 分钟，随即放入猪肉在旺火上烧至汤半干，加入适量淀粉和花生油拌匀出锅即可。

用法：佐餐食用。

老年人食养

概述

老年人是指61周岁以上的人群。步入老年的人各项生理功能不断下降，抵抗力大不如前。《素问·上古天真论》曰：丈夫"七八，肝气衰，筋不能动，天癸竭，精少，肾脏衰，形体皆极。八八，则齿发去"；女子"七七，任脉虚，太冲脉衰少，天癸竭，地道不通，故形坏而无子也"。从中医角度来看，此时人体肾精衰微，身体日渐衰老。因此，在饮食方面，应注重饮食多样化，提倡营养全面、丰富，同时，宜食温热软化之品，禁过热、过冷、过硬之品。老年人身体功能衰减，中医认为其多因"肾精亏虚"所致，故应多食用滋阴补肾、调养脾胃之品。在食物选择方面，仍要以低脂、低盐、低蛋白类物质为主，建议清淡饮食。在《养老奉亲书》中有云："其高年之人，真气耗竭，五脏衰弱，全仰饮食以资气血"，故合理饮食，不仅可以滋补气血，而且还能有效地达到抵御外邪的作用。"若生冷无节，饥饱失宜，调停无度"，则会"动成疾患"，所以说，饮食对于老年人极其重要。要根据老年人自身的生理特点，合理搭配饮食，有效地补充其所需的营养物质。

食养原则

（1）注重饮食多样化，提倡营养全面、丰富。

（2）宜食清淡之品，少油腻，以低脂、低盐、低蛋白类食物为主。

（3）进食时应细嚼慢咽，不可暴饮暴食，快速进餐。

（4）宜食温热软化之品，禁过热、过冷、过硬之品。

食物选择

（1）宜食用的食物：多食滋阴补肾之品，如山药、莲子、黑豆、黑芝麻、核桃等；其次，应以优质蛋白为主，如各种鱼类等，同时，还应多食用菌类，如香菇、蘑菇、木耳、银耳等，以及各种海藻类食物，如紫菜、海带等。

（2）不宜食用的食物：老年人应少食高脂、高蛋白类食物，如鸡蛋黄、咸鸭蛋黄等；同时，还应少食腌制类食物，如腊肉、火腿、熏肉、泡菜等。老年人胃肠功能较差，豆制品类，如豆腐、腐竹、豆皮等，不可多食。

食养方

🍲 枸杞鸡

原料：母鸡 1 只，枸杞 15g，大葱 10g，生姜 15g，胡椒粉 2g，黄酒 3g，食盐 3g。

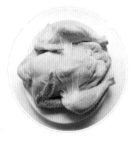

母鸡：甘，温。入脾、胃经。温中益气，补精填髓。

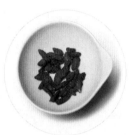

枸杞：甘，平。入肝、肾经。滋补肝肾，益精明目。

制法：将母鸡宰杀后清洗干净，枸杞纳入鸡腹内。将鸡腹部朝上，放入盆中，撒上大葱、生姜等调料，用胡椒粉、黄酒、食盐调味，盖好盖后，上锅蒸熟即可。

用法：佐餐食用。

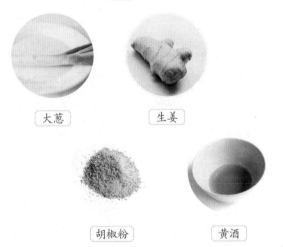

大葱　　生姜

胡椒粉　　黄酒

🍲 参芪香菇鸡

原料：母鸡肉 100g，党参 5g，黄芪 6g，香菇 30g，生姜 15g，黄酒 2g，食盐 3g。

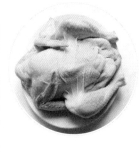

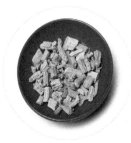

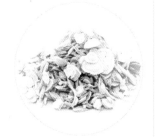

母鸡：甘，温。入脾、胃经。温中益气，补精填髓。

党参：甘，平。入脾、肺经。补脾肺气，生津补血。

黄芪：甘，微温。入脾、肺经。补气健脾，升阳举陷，益卫固表，利尿消肿，托毒生肌。

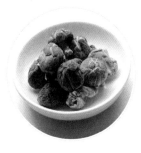

香菇：甘、平。入肝、胃经。扶正补虚，健脾开胃，祛风透疹，化痰理气，解毒，抗癌。

生姜　　　　黄酒

制法：将鸡肉去骨取净肉切成小块，党参、黄芪、香菇、生姜洗净切成薄片。再将鸡肉、黄芪、香菇、生姜、党参、黄酒和食盐搅拌均匀，大约搅拌 10 分钟后将其移入小盆内置于锅中蒸 1 小时即可。

用法：佐餐食用。

山药粳米粥

原料： 鲜山药 150g，粳米 100g。

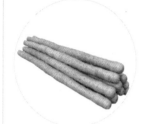

山药：甘，平。入脾、肺、肾经。益气养阴，补脾肺肾，固精止带。

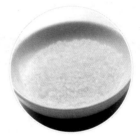

粳米：甘，平。入脾、胃、肺经。调中和胃，渗湿止泻，除烦。

制法： 将山药洗净切片后连同粳米一起下锅同煮，煮至粥成即可。

用法： 佐餐食用，每日 1 次。

第二节　不同性别人群的食养

男性食养

概述

　　男性为阳刚之体，中医认为男性具有与生俱来的阳亢体质，因此，从体质学角度分析，男性长期处于一种阳盛阴弱的状态，呈现出一派"阳刚之气"。同时，男性又以精为生之根本，《济阴纲目·调经门》云："盖男子以精为主"，男性身体健康与否，同精的充盈与否息息相关，而人之精又有"先天""后天"之分，其中尤以先天之精为重，故在男性养生保健中，养肾就显得尤为重要。

食物选择

（1）宜食用的食物：在食物选择中，应注重养肾，补充先天之精。常选用血肉之品，如鸭肉、羊肉、海参、鳖甲、虾等。同时，兼顾男性纯阳之体的特点，在饮食中需加入辛温之品，如大葱、生姜、蒜、枣、花生、韭菜等。

（2）不宜食用的食物：男性属纯阳之体，在饮食方面，应少吃肥甘厚腻之品，如肥肉、各种油炸类以及高脂类食物等；同时，各种腌制类食物，如腊肉、火腿、熏肉、泡菜等也应少食。

食养方

🍲 四神煲豆腐

原料：芡实、茯苓、怀山药、莲子各25g，豆腐500g，马铃薯25g，香菇10g，花生油100g，食盐3g。

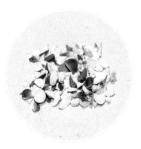

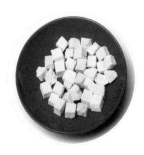

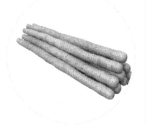

芡实：甘、涩，平。入脾、肾经。益肾固精，健脾止泻，除湿止带。

茯苓：甘、淡，平。入心、脾、肾经。利水渗湿，健脾，宁心。

山药：甘，平。入脾、肺、肾经。益气养阴，补脾肺肾，固精止带。

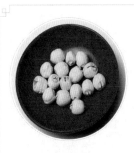

莲子：甘、涩，平。入脾、肾、心经。益肾固精，补脾止泻，止带，养心安神。

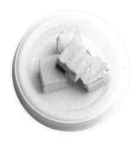

豆腐：甘，凉。入脾、胃、大肠经。泻火解毒，生津润燥，和中益气。

马铃薯：甘，平。入胃、大肠经。和胃健中，解毒消肿。

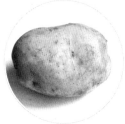

香菇：甘、平。入肝、胃经。扶正补虚，健脾开胃，祛风透疹，化痰理气，解毒，抗癌。

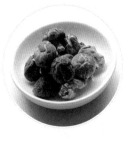

制法：将芡实、茯苓、怀山药等磨粉后加适量水调匀；莲子洗净；豆腐洗净后，切成 2cm³ 大小的块状，抹食盐晾干；香菇浸水去蒂；马铃薯去皮切块。将炒锅置于武火上，倒入适量花生油，热至八分熟后，将准备好的豆腐抹去食盐后与马铃薯用油炸后捞起。在炖锅内放入香菇、马铃薯、豆腐、莲子，以及之前磨粉调水后的芡实、茯苓、怀山药等原料，随即加入适量水煮沸，再以文火慢煮 1 小时后入食盐调味即可。

用法：佐餐食用。

猪肚三神汤锅

原料：莲子、芡实、怀山药、益智仁各 5g，猪肚 1 个，盐 3g。

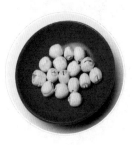

莲子：甘、涩，平。入脾、肾、心经。益肾固精，补脾止泻，止带，养心安神。

芡实：甘、涩，平。入脾、肾经。益肾固精，健脾止泻，除湿止带。

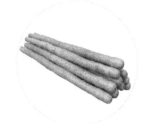

山药：甘，平。入脾、肺、肾经。益气养阴，补脾肺肾，固精止带。

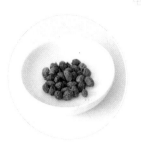

益智仁：辛，温。入肾、脾经。暖肾固精缩尿，温脾开胃摄唾。

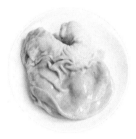

猪肚：甘，温。入脾、胃经。补虚损，健脾胃。

制法：益智仁煎汤去渣后，将莲子、芡实、怀山药放入益智仁汤中浸泡 2 小时，随后将其装入洗净的猪肚内，猪肚放入炖锅中，加入食盐，用文火炖煮 3 小时即可。

用法：佐餐食用，吃肉喝汤。

枸杞山药海参汤锅

原料：怀山药、枸杞各 20g，巴戟天 10g，海参 40g，大枣 20 个，盐 3g。

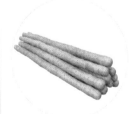

山药：甘，平。入脾、肺、肾经。益气养阴，补脾肺肾，固精止带。

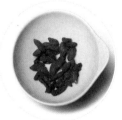

枸杞：甘，平。入肝、肾经。滋补肝肾，益精明目。

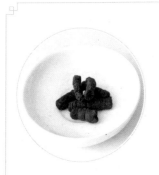 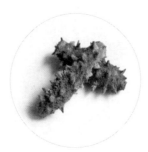 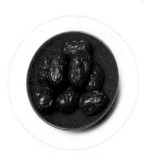

巴戟天：辛、甘，微温。入肾、肝经。补肾助阳，祛风除湿。

海参：甘、咸，平。入肾、肺经。补肾益精，养血润燥，止血。

大枣：甘，温。入脾、胃、心经。补中益气，养血安神。

制法：巴戟天、枸杞、海参、怀山药、大枣用清水洗净，海参切段。将上述原料一起放入炖锅内，加入适量清水、食盐，隔水炖煮3小时即可。

用法：佐餐食用，吃肉喝汤。

女性食养

概　述

女性的特殊生理功能，决定了其养生保健的独特性。在女性一生中，要经历月经期、胎孕期、产育期、哺乳期等多个特殊时期。女性以阴血为本，而阴血是维持月经、产育等的基本条件，其阴血的充足与否直接影响着女性能否正常地度过各个特殊时期。从中医角度分析，任、冲、督、带四条经脉联合肝、脾、肾三脏共同决定着女性特殊生理时期的正常运行。《济阴纲目·调经门》云："妇人以血为主"，因此，对于女性保健，应以滋阴补血、调畅气机为主。

(食)(物)(选)(择)

（1）宜食用的食物：多食有益于健康的食物，如核桃、胡萝卜、莲藕、芦荟、大枣、桂圆、枸杞、南瓜、西兰花等；各种菌类，如平菇、金针菇等；各类豆制品，如豆腐、豆皮等；新鲜鱼类，如三文鱼、鲫鱼、鲈鱼等。

（2）不宜食用的食物：各种腌制类食物，如咸菜、糖蒜等；高脂类、各种油炸类食物等。

乳鸽肉桂汤

原料：鸽子 500g，肉桂 3g，小茴香 5g，生姜 5g，食盐 6g。

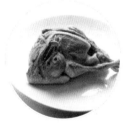

鸽子：咸，平。归肺、肝、肾经。滋肾，补气，解毒祛风，调经止痛。

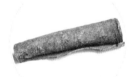

肉桂：辛、甘，大热。入肾、脾、心、肝经。补火助阳，散寒止痛，温经通脉，引火归原。

小茴香：辛，温。入肝、肾、脾、胃经。散寒止痛，理气和胃。

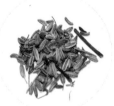

生姜：辛，温。入肺、脾、胃经。解表散寒，温中止呕，温肺止咳。

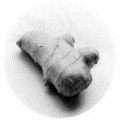

制法：将鸽子、肉桂、小茴香洗净，生姜切片。在锅内加水烧开后，放入洗干净的鸽子稍煮片刻，去净血污，捞起备用。取炖盅一个，将鸽子、肉桂、茴香、生姜片一起放入炖盅内，加入适量清水炖煮 2 小时，加入食盐即可。

　　用法：每日 1 次，佐餐食用，连食 1 周。

　　功效：散寒理气，养肝益血。适于虚寒体质的女性食用。

郁金煮鲫鱼

　　原料：鲫鱼 250g，郁金 3g，山楂 6g，当归 3g，桂枝 3g，生姜 10g，大葱 6g，红椒 5g，花生油 10g，食盐 3g。

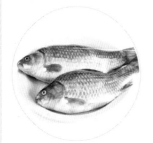

鲫鱼：甘，平。入脾、胃、大肠经。健脾和胃，利水消肿，通血脉。

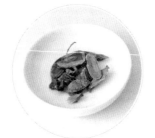

郁金：辛、苦，寒。入肝、胆、心经。活血止痛，行气解郁，清心凉血，利胆退黄。

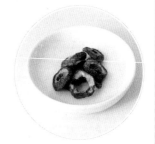

山楂：酸、甘，微温。入脾、胃、肝经。消食化积，行气散瘀。

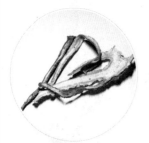

当归：甘、辛，温。入肝、心、脾经。补血调经，活血止痛，润肠通便。

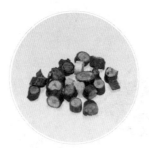

桂枝：辛、甘，温。入心、肺、膀胱经。发汗解肌，温通经脉，助阳化气。

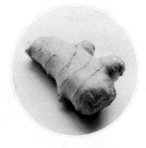

生姜：辛，温。入肺、脾、胃经。解表散寒，温中止呕，温肺止咳。

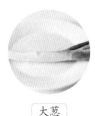
大葱

辣椒

花生油

制法：将新鲜的鲫鱼宰洗干净，山楂、当归、郁金、桂枝用清水洗净浸透，红椒切丝，生姜切片，大葱切丝，备用。在锅内加入少量清水，放入山楂、当归、郁金、桂枝，用慢火煎煮20分钟后，取汁备用。在烧锅内倒入少许油，放入生姜片、鲫鱼，将其煎至金黄色后，加入中药汁稍煮片刻，调入食盐，装碟后撒上葱丝、红椒丝即可。

用法：每日1次，连服15天。

功效：健脾益气，利水消肿，清热解毒。

大枣桂圆汤

原料：桂圆肉50g，大枣30g，当归30g，鸡蛋2个，红糖50g。

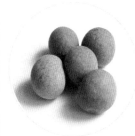
桂圆：甘，温。入心、脾经。补益心脾，养血安神。

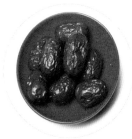
大枣：甘，温。入脾、胃、心经。补中益气，养血安神。

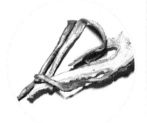
当归：甘、辛，温。入肝、心、脾经。补血调经，活血止痛，润肠通便。

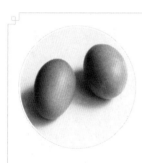

鸡蛋：甘，平。入肺、脾、胃经。滋阴润燥，养血安胎。

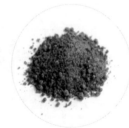

红糖：甘，温。入肝、脾、胃经。补脾缓肝，活血散瘀。

制法： 将桂圆肉、大枣、当归用清水洗净，大枣去核，鸡蛋煮熟后去壳。取瓦煲 1 个，将桂圆肉、大枣、当归等放入其中，加入适量清水，用文火煎煮大约 20 分钟后，加入鸡蛋、红糖煮 15 分钟即可。

用法： 每日早晚各服 1 次，经前连服 7 天。

此汤也可用于气血两虚或经后小腹疼痛的女性。

第三节　女性特殊时期的食养

月经期的食养

女性月经期，是女性出现周期性子宫出血的生理现象，正常有序的月经是女性性成熟的表现，是女性第二性征的重要特征。女性月经的开始，也是女性具有生育能力的标志。一般情况下，月经期没有任何特殊症状，但一些女性在经期内会出现身体乏力、少腹疼痛或腰部重坠感等不适症状，而上述症状都会伴随着经期的结束而消失，不影响经期后的正常生活，一般都不当作疾病讨论，但它却影响着女性生活的质量。女性的月经来潮与肝肾等脏腑的功能正常及精血的充盈密不可分。月经期间的女性，经室大开，外邪极易乘虚而入，如若出现调理失度，则极易染病，故经期内应特别注意饮食的调理。

食物选择

（1）宜食用的食物：滋阴补血之品，如大枣、桂圆、莲子、板栗、核桃、葡萄、母鸡、鸭、鱼、羊肝、猪肾等。

（2）不宜食用的食物：生冷之品，如梨、香蕉、石耳等；酸涩之品，如各种醋类、泡菜类、石榴、青梅、杨梅、杨桃、柠檬等。

食养方

乌鸡汤

原料：乌鸡 1 只，当归、黄芪、茯苓各 9g，食盐 6g。

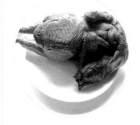

乌鸡：甘，平。入肝、肾、肺经。补肝益肾，补气养血，退虚热。

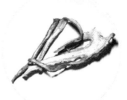

当归：甘、辛、温。入肝、心、脾经。补血调经，活血止痛，润肠通便。

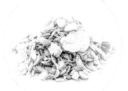

黄芪：甘，微温。入脾、肺经。补气健脾，升阳举陷，益卫固表，利尿消肿，托毒生肌。

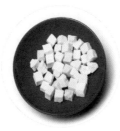

茯苓：甘、淡、平。入心、脾、肾经。利水渗湿，健脾，宁心。

制法：乌鸡用清水洗净，去内脏，将当归、黄芪、茯苓一起放入鸡腹内用线缝合，放入砂锅内加水煮熟后，慢炖去掉药渣，加入食盐调味即可。

用法：食肉喝汤，月经期每日 1 剂，分 3 次服完，连服 5 日。

🍲 当归大枣汤

原料：当归 10g，大枣 6 个，黄精 15g，熟鸡蛋 1 个。

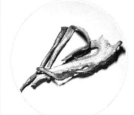

当归：甘、辛，温。入肝、心、脾经。补血调经，活血止痛，润肠通便。

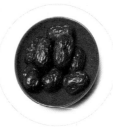

大枣：甘，温。入脾、胃、心经。补中益气，养血安神。

黄精：甘，平。入脾、肺、肾经。补气养阴，健脾，润肺，益肾。

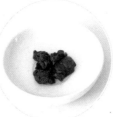

鸡蛋：甘，平。入肺、脾、胃经。滋阴润燥，养血安胎。

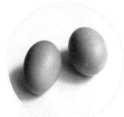

制法：当归洗净，隔水蒸软后，切薄片；大枣洗净去核；黄精洗净。将当归、大枣、黄精一同放入准备好的砂锅内煮汤。待汤煮成后，加入去壳的熟鸡蛋再煮 5 分钟即可。

用法：佐餐食用，饮汤食蛋，每日 1 次。

妊娠期的食养

概(述)

妊娠期是妇女怀有身孕的特殊时期，此时期妇女月经闭止，全身阴血聚集以滋养胎儿，此时孕妇的饮食起居尤为重要，不仅影响到其自身的健康，而且还直接影响到胎儿的生长发育，间接影响着孩子将来的发展。因此，妊娠期的饮食调护是保障妇女与胎儿身心健康，最终实现优生优育的关键环节。《万氏妇人科》有云："妇人受胎之后，所当戒者，曰房事，曰饮食，曰七情，曰起居，曰医药。须预先调养，不可少犯，以致伤胎难产，且子多疾，悔之无及。"所以，注重饮食的调理，对于妊娠期的妇女尤为重要。要结合不同孕妇的生理特点，有针对性地进行调理。

(食)(物)(选)(择)

（1）"产前宜凉，不宜热"：宜食用凉性及补气、补血的食物，如橄榄、柑橘、番茄、饴糖、蜂蜜、莲藕、莲子、芡实、松子、山药、各种乳制品等；及新鲜鱼类，如鲫鱼、鲈鱼、鳗鱼、银鱼等。

（2）不宜食用的食物：辛辣、肥甘厚腻之品，如辣椒、花椒等刺激性调料；同时，还应慎食山楂、黑木耳等活血之品。

食养方

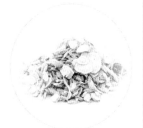

🍲 参芪粥

原料：黄芪 10g，党参 5g，黄精 5g，糯米 100g。

　　黄芪：甘，微温。入脾、肺经。补气健脾，升阳举陷，益卫固表，利尿消肿，托毒生肌。

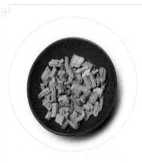

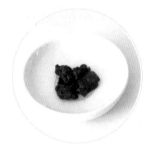

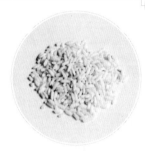

党参：甘，平。入脾、肺经。补脾肺气，生津补血。

黄精：甘，平。入脾、肺、肾经。补气养阴，健脾，润肺，益肾。

糯米：甘，温。入脾、胃、肺经。补中益气，健脾止泻，缩尿，敛汗。

制法：取黄芪、党参、黄精加水用锅煎取药汁后，在药汁中放入糯米煮粥即可。

用法：每日 1 次，连服 5 天。

茯苓煮云吞

原料：鸡汤 500g，茯苓 5g，小麦粉 100g，五花肉 100g，芹菜 200g，大葱 100g，食盐 3g，花生油 5g，生菜 3 叶。

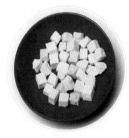

茯苓：甘、淡，平。入心、脾、肾经。利水渗湿，健脾，宁心。

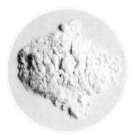

小麦粉：甘，凉。入心、脾、肾经。养心，益肾，除热，止渴。

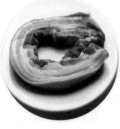

猪肉：甘、咸，微寒。入脾、胃、肾经。补肾养血，滋阴润燥。

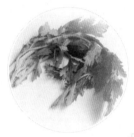

芹菜：甘、辛，微苦，凉。入肝、胃、肺经。平肝，清热，祛风，利水，止血，解毒。

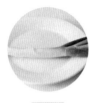

大葱

花生油

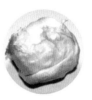

生菜

制法：大葱、芹菜洗净，用刀剁成细末，备用。将五花肉搅成肉馅，拌入适量食盐、花生油后静置 15 分钟，再加入剁好的芹菜末、大葱末及花生油搅拌均匀。将制好的肉馅包入云吞皮中，捏好口边，备用。烧热鸡汤，下入茯苓，再用文火炖约 20 分钟，加入包好的云吞改用武火煮至云吞浮起后，再下入生菜烫熟，压在云吞上即可。

用法：每日 1 次。

安胎鲤鱼粥

原料：鲤鱼 1 条，糯米 150g，苎麻根 20g，黄酒 100ml，大葱 2g，生姜 2g，食盐 4g。

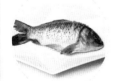

鲤鱼：甘，平。入脾、肾、胃、胆经。健脾和胃，利水下气，通乳安胎。

糯米：甘，温。入脾、胃、肺经。补中益气，健脾止泻，缩尿，敛汗。

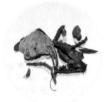

苎麻根：甘，寒。入心、肝经。清热解毒，凉血止血，安胎。

黄酒

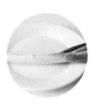

大葱

生姜

制法：将鲤鱼用刀刮鳞、去其内脏、清水洗净后切片，用黄酒浸拌，备用。再将苎麻根煎煮 20 分钟，去渣留汁，下入糯米煮粥，待其临熟时将鱼片倒入其中，用大葱、生姜、食盐调味即可。

用法：每日 3 次。

莲子芡实粥

原料：莲子 50g，芡实 50g，糯米 100g，白砂糖 15g，清水 1500ml。

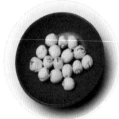

莲子：甘、涩，平。入脾、肾、心经。益肾固精，补脾止泻，止带，养心安神。

芡实：甘、涩，平。入脾、肾经。益肾固精，健脾止泻，除湿止带。

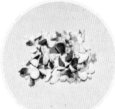

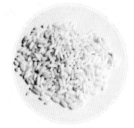

糯米：甘，温。入脾、胃、肺经。补中益气，健脾止泻，缩尿，敛汗。

白砂糖

制法：糯米淘洗干净后放入锅内，加入莲子、芡实及适量清水，武火烧开后，转用文火将其煮成粥，加入适量白砂糖即可。

用法：每日 1 次。

排骨嫩豆腐

原料：猪排骨 250g，豆腐 100g，大白菜 50g，香菜 10g，花椒 3g，大葱 6g，生姜 6g，花生油，食盐 4g。

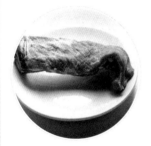 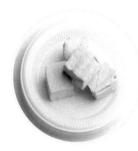 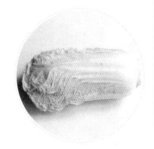

猪排骨：甘，平。入肺、肾、大肠经。补脾气，润肠胃，生津。

豆腐：甘，凉。入脾、胃、大肠经。泻火解毒，生津润燥，和中益气。

白菜：甘，平。入胃经。通利肠胃，养胃和中，利小便。

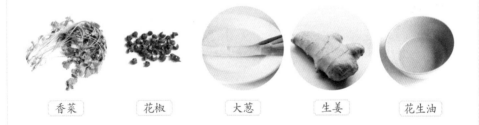

| 香菜 | 花椒 | 大葱 | 生姜 | 花生油 |

制法：排骨用刀剁成 3cm 长的块，白菜、豆腐切成小块，香菜切成末。在锅内放入水，待其烧开后，把排骨块烫一下捞出，再用凉水冲去血沫，撇清汤内血沫，将原汤倒入盆中。在锅内放入少量油烧热，用大葱、生姜块炝锅出香后，放入排骨、白菜略炒一下，添入原汤，加入豆腐及适量食盐、花椒烧开，将其炖烂后，取出生姜块、大葱，加入香菜末即可。

用法：佐餐食用。

🍲 黄精煨肘子

原料：猪肘子1个（约重850g），黄精20g，党参15g，大枣10个，油菜140g，黄酒75g，酱油80g，食盐8g，冰糖40g，大葱、生姜各40g，香油5g，花生油10g。

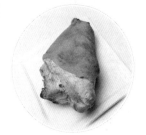

猪肉：甘、咸，微寒。入脾、胃、肾经。补肾养血，滋阴润燥。

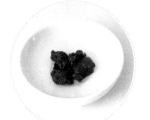

黄精：甘，平。入脾、肺、肾经。补气养阴，健脾，润肺，益肾。

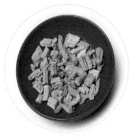

党参：甘，平。入脾、肺经。补脾肺气，生津补血。

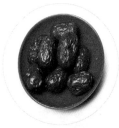

大枣：甘，温。入脾、胃、心经。补中益气，养血安神。

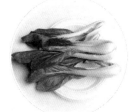

油菜：甘，凉。入肺、胃、大肠经。解热除烦，生津止渴，清肺消痰，通利肠胃。

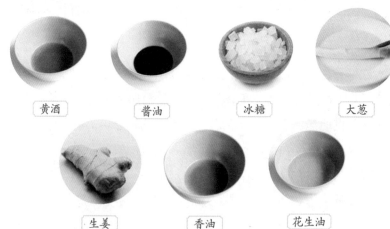

黄酒　　酱油　　冰糖　　大葱

生姜　　香油　　花生油

制法：

（1）将肘子入沸水锅内焯去血水，捞出擦干净，肉皮抹上糖色风干待用。

（2）锅内加入花生油，用中火烧至六七成热，放入猪肘炸成枣红色，捞出控油。

（3）黄精、党参洗净后切片，用纱布包起这两味中药，扎口成药包。

（4）锅内留少许油，用葱段、生姜片爆锅，放入炸好的肘子，加黄酒、酱油、清水、药包、大枣、食盐、冰糖用旺火烧沸，撇去浮沫，改用文火烧90分钟，肘肉煮至八成熟捞出，剔去骨。

（5）将去骨后的肘子放入汤锅中烧开，煮半小时后停火，在汤锅内浸泡1小时后捞出装盘，将调好味的油菜码放四周。

（6）汤锅置火上烧热，拣出药包、葱段、生姜片弃掉，锅内汤汁烧至略浓稠，调好口味，淋上香油，均匀地将汤汁浇在猪肘上即成。

用法：佐餐食用。

现代研究表明，黄精具有提高机体免疫力、增强心肌收缩力、降血脂、降血糖、抗病原微生物、提高机体耐缺氧能力等作用；党参有调整胃肠运动功能、增强机体免疫力、增强造血功能、抗应激、抗溃疡、强心、改善记忆等作用。

产褥期的食养

（概）（述）

产妇分娩后6~8周的时间为产褥期，此时的产妇多因分娩的原因会出现各种不适，其体质特点也以"多虚多瘀"为主，产妇在月子内如果饮食失调，极易出现各种产后疾病，同时，对孩子也会产生严重的影响。因此，产后合理的饮食调护，可以有效地促进产妇的身体恢复，保障婴儿的正常哺乳，对产妇及婴儿都有着积极的意义。产妇多气血亏虚，在产后饮食调护中应通过饮食补益来加强营养，而产妇也多表现出阴虚火旺及脾胃虚弱的状态，故在饮食上应以清补为主，多食易于消化的食物，切记不宜大补，以免损及脾胃。

（食物选择）

（1）宜食用的食物：易于消化的滋补类食物，如豆浆、红糖水、牛奶、小米粥、醪糟、老母鸡、鲫鱼、鳝鱼、黄芪、当归、人参、山楂、党参、蜂蜜、麦冬等。

（2）不宜食用的食物：生冷不易消化的食物，如梨、黄瓜、南瓜、笋、梅、栗、枣、柿、西瓜、甜瓜、莲子等，同时，还应禁食各类辛辣之品。

食养方

猪蹄葱白炖豆腐

原料：猪蹄 1 只，豆腐 60g，葱白 2 节，黄酒 30ml，食盐 2g。

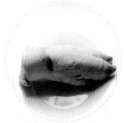

猪蹄：甘、咸、平。入胃经。补气血，润肌肤，通乳汁，托疮毒。

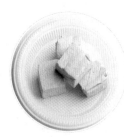

豆腐：甘，凉。入脾、胃、大肠经。泻火解毒，生津润燥，和中益气。

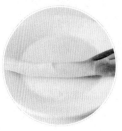

大葱：辛、温。入肺、胃经。发汗解表，散寒通阳。

黄酒

制法：将猪蹄用清水洗净切开，与葱白、豆腐一起放入砂锅内，加水适量，用文火煮 30 分钟，再倒入黄酒，加入少许食盐即可。

用法：佐餐食用，饮汤吃肉。

山药鲫鱼烧通草

原料：鲫鱼 1 条，山药 300g，通草 10g。

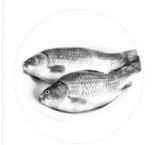 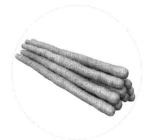 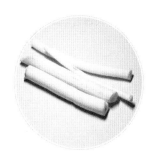

鲫鱼：甘，平。入脾、胃、大肠经。健脾和胃，利水消肿，通血脉。

山药：甘，平。入脾、肺、肾经。益气养阴，补脾肺肾，固精止带。

通草：甘、淡，微寒。入肺、胃经。利尿通淋，通气下乳。

制法：将鲫鱼用刀去鳞和内脏，用清水洗净，同山药、通草一起放入砂锅内，加水煮至鲫鱼熟烂即可。

用法：佐餐食用，每日 1 次，饮汤吃肉。

小米红糖粥

原料：小米 100g，红糖 20g。

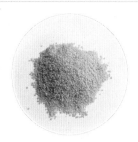

小米：甘、咸，凉。入肾、脾、胃经。
和中，益肾，除热，解毒。

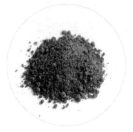

红糖：甘，温。入肝、脾、胃经。
补脾缓肝，活血散瘀。

制法：将小米用清水淘洗干净，放入锅内，加入足量的清水，用旺火烧开后，再将火调至文火熬粥，熬成黏稠状。待食用时，放入适量的红糖搅拌即可。

用法：每日 1 次。

黑芝麻粥

原料：粳米 200g，黑芝麻 60g，白砂糖 15g。

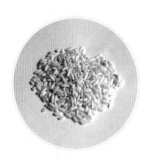

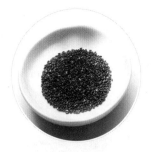

白砂糖

粳米：甘，平。入脾、胃、肺经。调中和胃，渗湿止泻，除烦。

黑芝麻：甘，平。入肝、脾、肾经。补益肝肾，养血益精，润肠通便。

制法：黑芝麻用清水洗净，晒干之后，放入锅内炒熟，再压成碎末。将粳米淘洗干净后，放入锅中，加入适量清水，先用武火烧开，之后转用文火熬至米烂成粥状，加入黑芝麻末，待粥微滚后即可。

用法：每日 1 次。

哺乳期的食养

概述

哺乳期是婴儿出生后，产妇用乳汁哺育婴儿，产妇身体也逐渐恢复的阶段，其时间为 1 年左右。哺乳期内的合理饮食，不仅可以保证产妇身体恢复所需的各种营养物质，同时，还能保证其拥有足够丰富的乳汁对婴儿进行喂养，促进婴儿的生长发育。此时，产妇乳汁质量的高低，对婴儿今后的生长发育起着非常重要的作用，将影响孩子的一生，故哺乳期产妇的营养好坏，对孩子的成长起着决定性的作用。《类证治裁》中有云："乳汁为气血所化，而源出于胃，实水谷之精华也。"因此，哺乳期的饮食调护，应注重脾胃的调护，一方面保证产妇的足够给养，另一方面要充分保护尚未健全的脾胃，促进其对营养物质的消化吸收。

食物选择

（1）宜食用的食物：应以补益气血的食物为主，如当归、黄芪、党参、虾、猪蹄、母鸡、花生、鲫鱼、鲤鱼、鳝鱼等；各种豆制品，如黄豆、豆腐等；同时，可适用通乳之品，如漏芦、穿山甲、王不留行、芝麻、冬瓜、丝瓜、木瓜、赤小豆等。

（2）不宜食用的食物：高热量食物，如各种油炸类食物及高糖类食物；辛辣、刺激性食物，如洋葱、大蒜、辣椒、胡椒、醋等；各种腌制品，如泡菜、糖蒜、腊肉等；生冷之品，如香瓜、西瓜、甜瓜、梨、奇异果、芒果、柚子及其他冰镇类食品等。

食养方

🍲 鲫鱼汤

原料：鲫鱼 2 条，冬瓜 10g，大葱 2g，生姜 2g，食盐 2g。

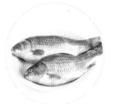

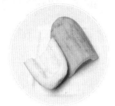

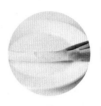

大葱

生姜

鲫鱼：甘，平。入脾、胃、大肠经。健脾和胃，利水消肿，通血脉。

冬瓜：甘、淡，微寒。入肺、大肠、小肠、膀胱经。利尿，清热，化痰，生津，解毒。

制法：鲫鱼刮鳞、去内脏后清洗干净，大葱、生姜切丝，冬瓜切小片。将鱼下冷水锅，用武火烧开，加入大葱、生姜后，改用文火慢炖。当汤汁颜色呈奶白色时，下入冬瓜，加调味品，稍煮即可。

用法：佐餐食用，每日 1 次，连服 30 天。

🍲 豆腐煲猪蹄

原料：猪蹄 200g，豆腐 400g，生姜 5g，大葱 5g，食盐 3g，淀粉 3g，花生油 10g。

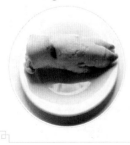

猪蹄：甘、咸，平。入胃经。补气血，润肌肤，通乳汁，托疮毒。

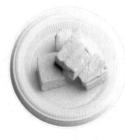

豆腐：甘，凉。入脾、胃、大肠经。泻火解毒，生津润燥，和中益气。

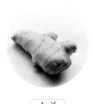

生姜

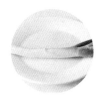

大葱

淀粉

花生油

制法：先将猪蹄煮熟，剔去骨头，切片，留下汤汁备用，再将豆腐用开水煮透后盛起。在炒锅中放入花生油，爆香生姜、大葱后，放入猪蹄片，将其炒透后，加入豆腐、汤汁、食盐略煮，用淀粉勾芡，食盐调味，炒匀装盘即可。

用法：佐餐食用。

🍲 通草鲫鱼汤

原料：鲫鱼 400g，通草 3g，大葱 3g，生姜 5g，食盐 2g，黄酒 10g。

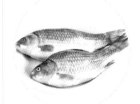

鲫鱼：甘，平。入脾、胃、大肠经。健脾和胃，利水消肿，通血脉。

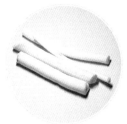

通草：甘、淡，微寒。入肺、胃经。利尿通淋，通气下乳。

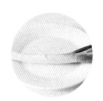

大葱

生姜

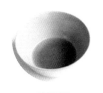

黄酒

制法：将鲫鱼刮鳞、去内脏，清洗干净。在锅内加水适量，将鲫鱼与通草、大葱、生姜、食盐、黄酒共炖至熟即可。

用法：佐餐食用，每日 2 次，连服 5 天。

花生炖猪蹄

原料：猪蹄 2 个，花生 200g，大葱 3g，生姜 5g，黄酒 15g，食盐 3g。

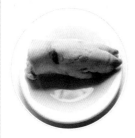

猪蹄：甘、咸，平。入胃经。补气血，润肌肤，通乳汁，托疮毒。

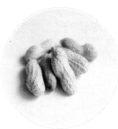

花生：甘，平。入脾、肺经。健脾和胃，润肺化痰。

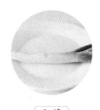

大葱

生姜

黄酒

制法：将猪蹄用清水洗净、用刀划口后与花生一同入锅，放入适量食盐、大葱、生姜、黄酒，加清水适量，用武火烧沸后，再改用文火熬至烂熟即可。

用法：佐餐食用。

丹参鲤鱼赤小豆汤

原料：丹参 9g，赤小豆 100g，鲤鱼 600g，玫瑰花 10g，食盐 4g，黄酒 40g，大葱 25g，生姜 25g，花生油 40g。

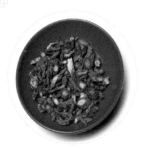

丹参：苦，微寒。入心、心包、肝经。活血调经，祛瘀止痛，凉血消痈，除烦安神。

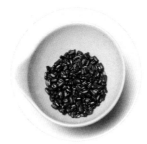

赤小豆：甘、酸，微寒。入心、小肠、脾经。利水消肿，清热退黄，解毒消痈。

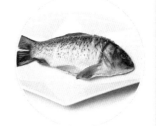

鲤鱼：甘，平。入脾、肾、胃、胆经。健脾和胃，利水下气，通乳安胎。

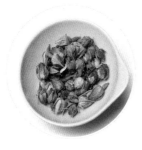

玫瑰花：甘、微苦，温。入肝、脾经。疏肝解郁，活血止痛。

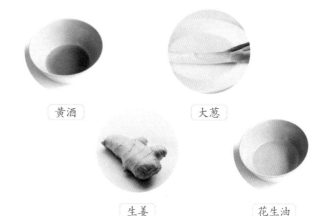

黄酒

大葱

生姜

花生油

制法：

（1）将鲜鲤鱼去内脏、去腮、去鳞、去黑皮后清洗干净，再将鱼的两侧剖刀。热锅中放两汤匙花生油，油热后放入鲤鱼和生姜片，中文火两面煎至微黄，取出备用。

（2）选取优质赤小豆，除杂，洗净，用水浸泡 1 小时后，在蒸锅内蒸 40 分钟（七成熟），取出备用。

（3）将丹参片洗净，放入清水碗中上屉蒸 20 分钟，取出备用；玫瑰花清水浸泡，备用。

（4）将煎好的鱼放入锅中，加入清水、黄酒煮沸后，改用文火炖至七成熟，放入赤小豆、玫瑰花（3/4 的量）、丹参（丹参水一同放入），炖至鱼熟豆酥，再放食盐，最后将剩余玫瑰花撒在上面即可。

用法：佐餐食用，吃鱼喝汤。

第六章

常见病的食疗

第一节　内科疾病

一、感冒

概述

感冒是风邪侵袭肌表所引起的，以发热、恶寒、头痛、鼻塞、流涕、喷嚏、全身不适、脉浮等为主要表现的外感疾病，常发于冬、春两季。病情轻者称为"伤风"，病情重者称为"重伤风"，在一个时期广泛流行且病情相似者称为"时行感冒"。中医认为，感冒主要是由六淫（风、寒、暑、湿、燥、火）、时邪病毒侵袭机体，使邪阻卫表，导致营卫不和，肺失宣降。西医学则将感冒分为普通感冒与流行性感冒两种。普通感冒，为中医的"伤风"，是由病毒、细菌感染引起的呼吸道感染性疾病；流行性感冒，为中医的"时行感冒"，是由流感病毒感染引起的急性呼吸道传染性疾病，具有较强的传染性，全身症状也较严重。采用中医食疗保健方法，增强机体免疫力，可预防感冒的发生；感冒期间食用适宜的食疗方，又可促进感冒的早日康复。

食物选择

（1）饮食清淡，保证肉类、蛋类、鱼、蔬菜、瓜果的摄入；少食甜食、油腻等肥甘厚味；忌食辛辣、酒类及浓茶。多吃富含维生素 C 的食物，如樱桃、番石榴、青椒、柿子、猕猴桃、橘子等。

（2）属风热感冒者，宜食辛凉解表之品，如苹果、柿霜、甘蔗、枇杷、橙子、猕猴桃、草莓、无花果、旱芹、水芹等。

（3）属风寒感冒者，宜食辛温解表之品，如生姜、葱白、香菜、大蒜、紫苏、豆豉等。

（4）属暑湿感冒者，宜食清暑解表之品，如苦瓜、薄荷叶、粳米、鲜藿香、白扁豆花、绿豆等。

风热感冒

临床表现

身热明显，微恶风，汗出不畅，头痛，面赤，咳嗽，痰黄或黏，咽干，鼻塞，流黄涕，舌苔薄白微黄，舌边尖红，脉浮数。

治法

辛凉解表。

食疗方

蜜糖银花粥

原料：金银花 50g，粳米 100g，蜂蜜 15g。

金银花：甘，寒。入肺、心、胃经。清热解毒，疏散风热。

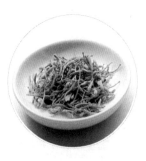

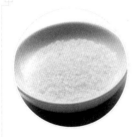

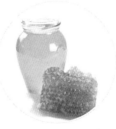

粳米：甘，平。入脾、胃、肺经。调中和胃，渗湿止泻，除烦。

蜂蜜：甘，平。入肺、脾、大肠经。补中，润燥，止痛，解毒。

制法： 将金银花洗净，加入清水约两碗，文火煎煮，煮至剩大约一碗水时去渣取汁。粳米淘净煮粥，至半熟时加入金银花汁、蜂蜜，共煮为粥。

用法： 每日 2 次，早晚温服。

现代研究表明，金银花中含有肌醇、皂苷、木犀草素等成分，具有广泛的抗菌、抗病毒作用，用于治疗上呼吸道感染有效；蜂蜜中含有丰富的葡萄糖、果糖、蛋白质，以及维生素 B_1、维生素 B_2、维生素 B_6、维生素 C 等，具有抗菌消炎、促消化、提高免疫力等功效；粳米中含有丰富的淀粉、蛋白质及少量维生素 B_1、维生素 B_2、维生素 B_6 等营养成分。

菊花甘草饮

原料： 菊花 12g，甘草 6g。

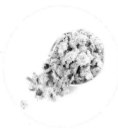

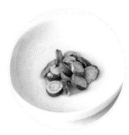

菊花：辛、甘、苦，微寒。入肺、肝经。疏散风热，平抑肝阳，清肝明目，清热解毒。

甘草：甘，平。入心、肺、脾、胃经。补脾益气，祛痰止咳，缓急止痛，清热解毒。

制法： 菊花、甘草去杂质，洗净；甘草切薄片，备用。将菊花、甘草片放入杯中，加入沸水浸泡 3~5 分钟即可。

用法： 代茶饮。

小 贴 士

现代研究表明，菊花中含有挥发油、菊苷及维生素A、维生素B₁、维生素E等成分，具有抗炎、解热、抗病原体等作用，用于治疗上呼吸道感染、气管炎、扁桃体炎等有效；甘草中含有三萜类、黄酮类、生物碱等成分，具有抗菌、抗病毒、抗炎等作用。

风寒感冒

临床表现

恶寒重，发热轻，头痛，鼻塞，流清涕，咽痒，咳嗽，痰稀薄色白，喜热饮，舌苔薄白，脉浮紧。

治法

辛温解表。

食疗方

三味感冒茶

原料：葱须、香菜根、白菜头各15g。

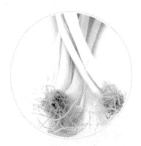
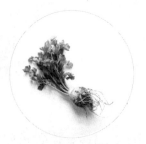
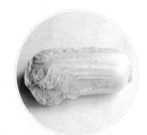

葱须：辛，平。入肺、胃经。发汗解表，散寒，解毒。

香菜根：辛，温。入脾、胃、肺经。发汗透疹，消食下气，醒脾和中。

白菜：甘，平。入胃经。通利肠胃，养胃和中，利小便。

制法：将大葱留须，香菜留根，与白菜头一起洗净切碎，加水煮沸5~10分钟即可，去渣取汁。

用法：每日1次，代茶饮，卧床盖被，待微汗出，避风寒。

香菜中含有丰富的蛋白质、维生素、膳食纤维等，用于治疗风寒感冒、咳嗽、流感有效；白菜中含有丰富的蛋白质、脂肪、维生素、膳食纤维等，用于治疗感冒、咽炎、咳嗽等有效。

🍲 红糖生姜大葱汤

原料：生姜10g，大葱3段，红糖15g。

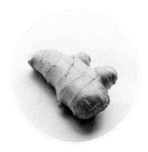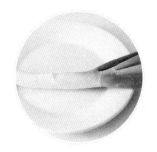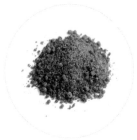

生姜：辛，微温。入肺、脾、胃经。发汗解表，温中止呕，温肺止咳。

大葱：辛、温。入肺、胃经。发汗解表，散寒通阳。

红糖：甘，温。入肝、脾、胃经。补脾缓肝，活血散瘀。

制法：生姜去皮，大葱洗净，放入锅中，加清水1碗，武火煮沸，加红糖搅匀即可。

用法：每日1次，趁热温服，连服2~3天。

现代研究表明，生姜中含有生姜油等成分，具有抗微生物、抗氧化等作用，用于治疗感冒有效；葱白中含有挥发油、维生素等成分，具有抗菌、抗原虫、驱虫等作用，用于治疗感冒疗效显著；红糖中含有丰富的微量元素、维生素等多种营养物质，用于治疗感冒、咳嗽有效。

热冬果

原料：冬果梨1个，冰糖10g，花椒2g，生姜5g。

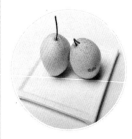

梨：甘，寒。入肺、胃、心经。化痰止咳，清热除烦，润肺生津。

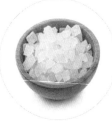

冰糖：甘，平。入脾、肺经。健脾和胃，润肺止咳。

花椒：辛，温。入脾、胃、肾经。温中止痛，除湿止泻，杀虫止痒。

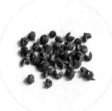

生姜：辛，温。入脾、胃、肺经。散寒解表，降逆止呕，化痰止咳。

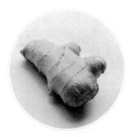

制法：冬果梨洗净，去皮，去核，切成小块，将所有食材加入水中武火煮开后，转文火炖煮慢熬，至梨肉软烂即可。

用法：每日1次，饮汤食梨，趁热温服。

现代研究表明，冬果梨营养价值丰富，含有苹果酸、柠檬酸、蛋白质、钙、磷、铁等多种营养物质，并具有一定的镇静、抗炎作用；生姜中含有生姜油等成分，具有抗微生物、抗氧化等作用，用于治疗感冒有效。

暑湿感冒

临床表现

身热不扬，微恶风，肢体酸重或疼痛，头痛头重，咳嗽痰黏，鼻流浊涕，胸闷呕恶，食欲不振，小便短赤，舌苔黄腻，脉濡数。

治法

清暑祛湿解表。

食疗方

苦瓜茶

原料：鲜苦瓜 1 个，茶叶 10g。

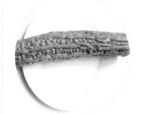

鲜苦瓜：苦，寒。入肺、心、脾经。祛暑涤热，明目，解毒。

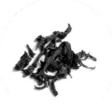

茶叶：甘、苦，微凉。入小肠经。除烦利尿。

制法：苦瓜截断去瓤后，纳入茶叶，悬挂通风处阴干。用时将外部洗净连同茶叶切碎混匀泡水即可。

用法：每次取 10g，沸水冲泡频饮，趁热温服，每日可多次服用。

 小贴士

现代研究表明，苦瓜中含有苦瓜混苷、各种氨基酸、类脂等成分，具有抗病毒、抗寄生虫、调节机体免疫力等作用，用于治疗中暑暑热、烦热消渴等有效；茶叶中的主要成分为嘌呤类生物碱，具有抗氧化、抗病原微生物、抗炎、抗过敏等作用。

🍲 扁豆粥

原料：白扁豆 15g，粳米 100g。

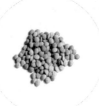

白扁豆：甘、淡、平。入脾、胃经。健脾，化湿，消暑。

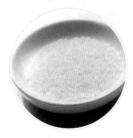

粳米：甘，平。入脾、胃、肺经。调中和胃，渗湿止泻，除烦。

制法：将粳米、白扁豆洗净，加入适量清水，文火煮粥即可。

用法：每日 1 次。

现代研究表明，白扁豆有抗病原微生物、抑菌、抗肿瘤等作用；粳米中含有丰富的淀粉、蛋白质，及少量维生素 B_1、维生素 B_2、维生素 B_6 等营养成分。

感冒恢复期

◉ **临床表现**

身体虚弱，神疲乏力。

◉ **治法**

滋补强壮。

◎ 食疗方

🍲 牛蒡排骨汤

原料：猪排骨 500g，牛蒡子 30g，胡萝卜 40g，怀山药 80g，生姜 3g，大葱 4g，食盐 4g。

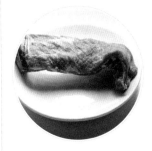

猪排骨：甘，平。入肺、肾、大肠经。补脾气，润肠胃，生津。

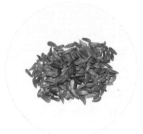

牛蒡子：辛、苦，寒。入肺、胃经。疏散风热，宣肺利咽，解毒透疹，消肿疗疮。

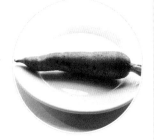

胡萝卜：甘、辛，平。入脾、肝、肺经。健脾和中，滋肝明目，化痰止咳，清热解毒。

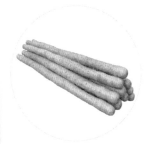

山药：甘，平。入脾、肺、肾经。益气养阴，补脾肺肾，固精止带。

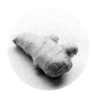

生姜

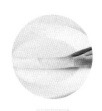

大葱

制法：将牛蒡子放在淡盐水中浸泡 10 分钟，排骨用沸水去血沫，将胡萝卜、怀山药切成块状，备用。将所有原料放入砂锅，加入水没过原料，慢炖至排骨软烂，调味即可。

用法：每日 1 次，午餐时趁热食用。

现代研究表明，牛蒡子中含有牛蒡子苷、生物碱，及维生素 A、维生素 B₁ 等成分，具有抗菌、解热、利尿等功效；胡萝卜中含有丰富的胡萝卜素、维生素等成分，对小儿发热及百日咳有一定的治疗作用；山药中含有薯蓣皂苷元、胆碱、多种氨基酸等成分，具有抗氧化、助消化、提高机体免疫力等作用；生姜中含有生姜油等成分，具有抗微生物、抗氧化等作用，用于治疗感冒有效；葱白中含有挥发油、维生素等成分，具有抗菌、抗原虫、驱虫等作用，用于治疗感冒疗效显著。

黄芪大枣粥

原料：黄芪 15g，大枣 10 个，粳米 100g。

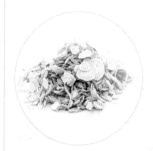

黄芪：甘，微温。入脾、肺经。补气健脾，升阳举陷，益卫固表，利尿消肿，托毒生肌。

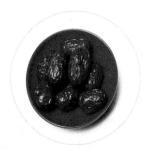

大枣：甘，温。入脾、胃、心经。补中益气，养血安神。

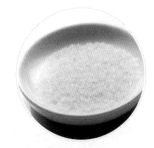

粳米：甘，平。入脾、胃、肺经。调中和胃，渗湿止泻，除烦。

制法：黄芪洗净，粳米淘洗干净，备用；黄芪煎取药汁后，与粳米、大枣一起煮粥即可。

用法：每日 2 次分服。

小贴士

现代研究表明，黄芪中含有丰富的氨基酸、微量元素等，可促进机体代谢、提高机体免疫力；大枣中含有丰富的营养成分及微量元素，被称为"天然维生素"；粳米中含有丰富的淀粉、蛋白质，及少量维生素 B_1、维生素 B_2、维生素 B_6 等营养成分。

🍲 麦门冬肉馅酿黄瓜

原料：麦门冬粉 3g，牛肉馅 20g，黄瓜（净料）150g，菱角粉 3g，鸡蛋 1 个，芝麻油 25g，毛生姜水（生姜 20g、大葱 10g、花椒 2g，开水浸泡 5 分钟）20ml，黄酒 3g，面粉 1.5g，食盐 2g，胡椒粉 0.1g。

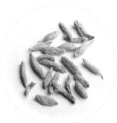

麦门冬：甘、微苦，微寒。入肺、胃、心经。养阴润肺，清心除烦，益胃生津。

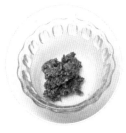

牛肉：甘，温。入脾、胃经。补脾胃，益气血，强筋骨。

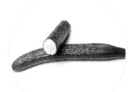

黄瓜：甘，凉。入肺、脾、胃经。生津止渴，清热利尿，解毒消肿。

菱角：甘，凉。入脾、胃经。益胃健脾，除烦止渴，利尿解毒。

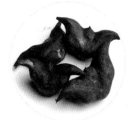

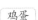
鸡蛋

芝麻油

生姜

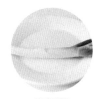
大葱

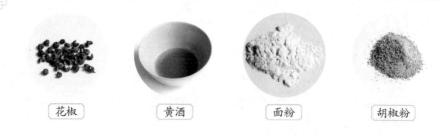

| 花椒 | 黄酒 | 面粉 | 胡椒粉 |

制法：

（1）选黄瓜中段，用专用戳刀将黄瓜瓤心捅掉，形成黄瓜筒。放入开水锅内煮烫 2 分钟，捞出后放入冰水中浸泡。

（2）在牛肉馅里放入麦冬粉、黄酒、胡椒粉、芝麻油、菱角粉、鸡蛋液、毛生姜水、食盐 1.5g，搅拌均匀，成为调好的牛肉馅。

（3）将黄瓜筒从水中捞出控净水分后在内壁沾上干面粉，再将调好的牛肉馅用小勺填入黄瓜筒里，填满为止。

（4）用面粉和鸡蛋调成鸡蛋糊，将黄瓜的两头洞口封住。放入热油锅里将鸡蛋糊煎一下，呈微嘎状取出，放入盘中加食盐 0.5g，入笼内蒸 20 分钟。

（5）黄瓜蒸熟后取出，将黄瓜切成 3~4 段，盛在深盘中，将蒸黄瓜的原汁倒入锅内，置火上烧热，勾淀粉芡，淋在黄瓜上即可。

用法：佐餐食用。

现代研究表明，麦门冬中含有甾体皂苷、多种氨基酸、维生素等成分，具有提高机体免疫力、镇静、抗菌等作用。

二、咳嗽

概述

咳嗽是肺失宣降而导致肺气上逆作声、咳吐痰液的肺系疾病。有声无痰为咳，有痰无声为嗽，一般痰声并见，故称咳嗽。咳嗽的病因有外感与内伤之分。六淫邪气犯肺，肺气壅遏不畅导致外感咳嗽，多属实证，有风寒、风热、风燥之分；内伤咳嗽为脏腑功能失调，内邪干肺，多与"痰""火"有关。咳嗽既可以看成是一个独立的病证，也可以看成是肺系多种疾病的一个症状。西医学中的急慢性支气管炎、慢性咽炎等均可归属于"咳嗽"范畴。中医食疗方法的应用，可达降利肺气、化痰止咳、滋阴润肺等功效，用于治疗咳嗽有效。

食物选择

（1）少食辛辣食物，慎食膏粱厚味。

（2）属风寒咳嗽者，宜食散寒止咳之品，如生姜、杏仁、紫苏子、百部等。

（3）属风热咳嗽者，宜食清热止咳之品，如枇杷、芦根、菊花、粳米、梨等。

（4）属风燥咳嗽者，宜食疏风润燥之品，如梨、百合、蜂蜜、菊花、番薯、核桃、花生、银耳等。

（5）属痰热咳嗽者，宜食清热化痰之品，如枇杷、海蜇、冬瓜、丝瓜、荸荠、萝卜、竹笋、罗汉果、核桃仁、杏仁等。

（6）属气虚咳嗽者，宜食健脾益气之品，如马铃薯、番薯、香菇、山药、板栗、大枣、鸡肉、兔肉、猪肚、牛肚、羊肚、牛肉、鲑鱼、泥鳅、粳米、扁豆、豇豆、蜂蜜等。

（7）属阴虚咳嗽者，宜食滋阴润肺之品，如银耳、燕窝、百合、花生、西谷米、松子仁、豆腐等。

风寒咳嗽

◎ **临床表现**

咳嗽声重，咽痒，痰稀色白，常伴恶寒、发热、无汗、头痛、鼻流清涕等表证，舌淡红苔薄白，脉浮紧。

◎ **治法**

疏散风寒，宣肺止咳。

◎ **食疗方**

🍲 蜜饯萝卜生姜

原料：白萝卜 100g，蜂蜜 30g，生姜 30g。

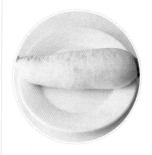 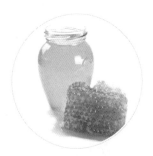 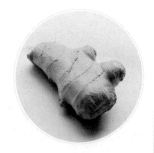

白萝卜：辛、甘，凉。入脾、胃、肺、大肠经。消食，下气，化痰，止血，解渴，利尿。

蜂蜜：甘，平。入肺、脾、大肠经。补中，润燥，止痛，解毒。

生姜：辛，温。入脾、胃、肺经。散寒解表，降逆止呕，化痰止咳。

制法：将白萝卜、生姜切成 2mm 厚片，加入蜂蜜拌匀，放于碗中蒸熟即可。

用法：每日1次，佐餐食用。

 小贴士

现代研究表明，白萝卜中含有丰富的维生素、各种氨基酸及微量元素，具有抗菌、抗病毒作用，用于治疗急慢性支气管炎咳嗽、痰热喉闭有效；蜂蜜中含有丰富的葡萄糖、果糖、蛋白质，以及维生素 B_1、维生素 B_2、维生素 B_6、维生素 C 等，具有抗菌消炎、促消化、提高免疫力等功效，用于治疗咳嗽、喘息、慢性咽炎有效；生姜中含有生姜油等成分，具有抗微生物、抗氧化、镇静等作用，用于治疗感冒、咳嗽有效。

寒食粥

原料：杏仁10g，旋覆花10g，款冬花10g，粳米50g。

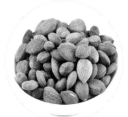

杏仁：苦、甘，温。入肺、大肠经。润肺止咳，润肠通便。

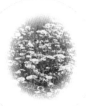

旋覆花：苦、辛、咸，微温。入肺、胃经。降气化痰，降逆止呕。

款冬花：辛、微苦，温。入肺经。润肺下气，止咳化痰。

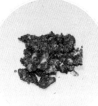

粳米：甘，平。入脾、胃、肺经。调中和胃，渗湿止泻，除烦。

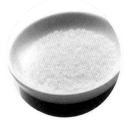

制法：将杏仁、旋覆花、款冬花煎煮取汁，加入粳米同煮粥，至熟即可。

用法：每日1次，空腹温服。

杏仁分为甜杏仁及苦杏仁两种，甜杏仁可直接食用，苦杏仁因具有毒性，需经过煮制、浸泡等加工处理后，方可食用。现代研究表明，旋覆花中含有黄酮苷、槲皮素、旋覆花固醇等成分，具有镇咳、祛痰、平喘、杀虫、抗菌、抗炎等作用，用于治疗慢性支气管炎有效；款冬花中含有三萜皂苷、鞣质、挥发油、固醇类等成分，具有镇咳作用，治疗咳嗽、哮喘等有效；粳米中含有丰富的淀粉、蛋白质，及少量维生素 B_1、维生素 B_2、维生素 B_6 等营养成分。

风热咳嗽

◎ 临床表现

咳嗽无痰，咽干疼痛，发热，汗出，头痛，口渴，舌红，苔薄黄，脉浮数。

◎ 治疗

疏风清热，宣肺止咳。

◎ 食疗方

马勃糖

原料：马勃细粉 200g，白砂糖 500g。

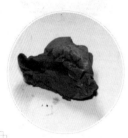

马勃：辛，平。入肺经。清热解毒，利咽，止血。

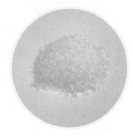

白砂糖：甘，平。入脾、肺经。和中缓急，生津润燥。

制法：白砂糖加水少许，用文火煎熬至稍稠厚时，加入马勃细粉，调匀后停火。趁热将糖倒在表面涂有食用油的瓷盘中，待凉后，将糖压平，用刀划成小块，冷却后为棕色砂板糖。

用法：每日1次，每次食用一小块。

马勃又名灰菇、人头菌。现代研究表明，脱皮马勃外用可以止血，制成丸剂、含片可以治疗上呼吸道感染，也可以制成软膏治疗冻疮。

🍲 枇杷饮

原料：枇杷叶10g，芦根10g。

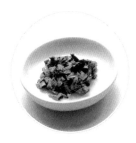

枇杷叶：苦，微寒。入肺、胃经。润肺止咳，降逆止呕。

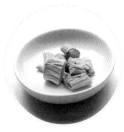

芦根：甘，寒。入肺、胃经。清热泻火，生津止渴，除烦，止呕，利尿。

制法：将枇杷叶去毛洗净烘干，芦根切片，一同入锅，加水500ml，用武火煮沸，再改用文火煎煮20分钟即可。

用法：每日1次，趁热温服。

现代研究表明，枇杷叶中含有挥发油、苦杏仁苷、鞣质等成分，具有镇咳、平喘、抗菌、抗炎等作用。

风燥咳嗽

临床表现

干咳，喉痒，鼻唇干燥，无痰或痰少而黏，不易咯出，或带血丝，初期可伴鼻塞、头痛、微恶寒、身热等外感症状，舌红少津苔薄白或黄，脉小数。

治法

疏风清热，润燥止咳。

食疗方

桑杏饮

原料：桑叶 10g，杏仁 5g，沙参 5g，象贝 3g，梨皮 15g，冰糖 3g。

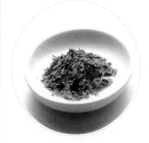 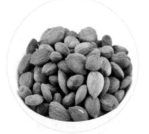 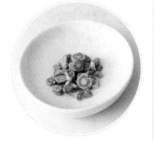

桑叶：甘、苦，寒。入肺、肝经。疏散风热，清肺润燥，平抑肝阳，清肝明目。

杏仁：苦、甘，温。入肺、大肠经。润肺止咳，润肠通便。

沙参：甘、微寒。入肺、胃经。养阴清肺，益胃生津，补气，化痰。

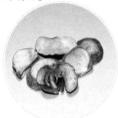 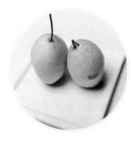

象贝：苦，寒。入肺、心经。清热化痰，散结消痈。

梨皮：甘，涩，凉。入肺、胃、心经。止咳化痰，清热降火，润肺生津。

制法：将上述原料放入锅中，加水 600ml 煎煮 20~30 分钟即可。

用法：每日 2 次，每次 200~300ml，趁热温服。

杏仁分为甜杏仁及苦杏仁两种，甜杏仁可直接食用，苦杏仁因具有毒性，需经过煮制、浸泡等加工处理后，方可食用。现代研究表明，桑叶中含有脱皮固酮、槲皮素、东莨菪素等成分，具有抑菌等作用；沙参中含有丰富的膳食纤维、碳水化合物、维生素等成分，用于治疗肺热咳喘、肺阴虚之痰少干咳等有效；象贝中含有多种生物碱，具有镇咳、祛痰、解痉等作用。

🍲 鲜藕蜜汁饮

原料：鲜藕汁 200ml，蜂蜜 20ml。

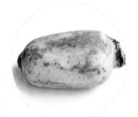

鲜藕：甘，寒。入心、肝、脾、胃经。清热生津，凉血，散瘀，止血。

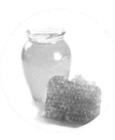

蜂蜜：甘，平。入肺、脾、大肠经。补中，润燥，止痛，解毒。

制法：将鲜藕榨汁，与蜂蜜混匀即可。

用法：每日 1 次，每次 30~50ml，连服 3~5 次。

现代研究表明，藕中含有丰富的维生素、膳食纤维、鞣质等成分，治疗上焦痰热、烦渴等疾病有效；蜂蜜中含有丰富的葡萄糖、果糖、蛋白质，以及维生素 B_1、维生素 B_2、维生素 B_6、维生素 C 等，具有抗菌消炎、促消化、提高免疫力等功效，用于治疗咳嗽、喘息、慢性咽炎有效。

🍲 麦门冬粥

原料：麦门冬 30g，粳米 100g，冰糖 6g。

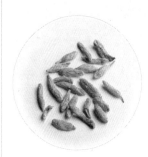 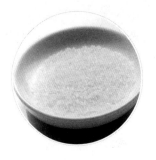 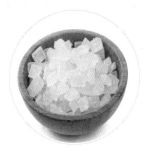

麦门冬：甘、微苦，微寒。入肺、胃、心经。养阴润肺，清心除烦，益胃生津。

粳米：甘，平。入脾、胃、肺经。调中和胃，渗湿止泻，除烦。

冰糖：甘，平。入脾、肺经。健脾和胃，润肺止咳。

制法：将麦门冬放入砂锅，煎煮 30 分钟取汁，再将粳米入锅煮粥，等半熟时加入麦门冬汁和冰糖，共煮至粥成。

用法：每日 2 次，早晚温服。

风寒感冒、痰多便溏者忌服。现代研究表明，麦门冬中含有甾体皂苷、多种氨基酸、多种维生素等成分，具有提高机体免疫力、镇静、抗菌等作用；粳米中含有丰富的淀粉、蛋白质及少量维生素 B_1、维生素 B_2、维生素 B_6 等营养成分。

痰热咳嗽

◎ 临床表现

气息声粗，喉中有痰声，痰多色黄或黏稠，咳吐不爽，或带血，胸胁胀满，面赤，或身热，舌质红苔黄腻，脉滑数。

◎ 治法

清热肃肺，豁痰止咳。

◎ 食疗方

🍲 鱼腥枇杷饮

原料：鱼腥草 60g，冬瓜汁 100g，炙枇杷叶 20g，白砂糖 10g。

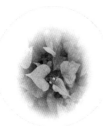

鱼腥草：辛，微寒。入肺经。清热解毒，排脓消痈，利尿通淋。

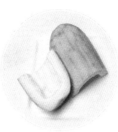

冬瓜：甘、淡，微寒。入肺、大肠、小肠、膀胱经。利尿，清热，化痰，生津，解毒。

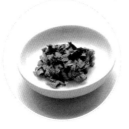

枇杷叶：苦，微寒。入肺、胃经。润肺止咳，降逆止呕。

白砂糖

制法：将冬瓜榨汁，备用。去枇杷叶的叶背之毛后用蜜水在铁锅中炒炙，放入鱼腥草后，加适量水煎煮，去渣。将冬瓜汁和药汁混合在一起，加少许白砂糖调味即可。

用法：每日早晚各服 1 次，冬天冬瓜汁最好用生白萝卜代替。

现代研究表明，鱼腥草中含有挥发油、鱼腥草素等成分，具有抗菌、抗病毒、提高免疫力等作用，用于治疗肺部炎症、病毒性肺炎、痨咳等有效；冬瓜中含有丰富的营养成分，具有提高免疫力等作用；枇杷叶中含有挥发油、苦杏仁苷、鞣质等成分，具有镇咳、平喘、抗菌、抗炎等作用。

枇杷叶粥

原料：枇杷叶 10g，粳米 100g，冰糖 10g。

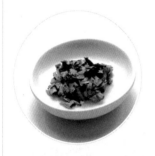

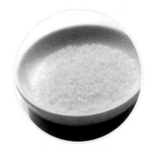

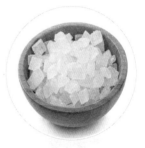

枇杷叶：苦，微寒。入肺、胃经。润肺止咳，降逆止呕。

粳米：甘，平。入脾、胃、肺经。调中和胃，渗湿止泻，除烦。

冰糖：甘，平。入脾、肺经。健脾和胃，润肺止咳。

制法：将枇杷叶用布包住煎煮，去渣取浓汁，加入粳米煮粥，粥成后加入冰糖即可。

用法：每日 1 次。

现代研究表明，枇杷叶中含有挥发油、苦杏仁苷、鞣质等成分，具有镇咳、平喘、抗菌、抗炎等作用；粳米中含有丰富的淀粉、蛋白质及少量维生素 B_1、维生素 B_2、维生素 B_6 等营养成分。

🍲 贝母梨罐

原料：梨 2 个（500g），川贝母粉 5g，荸荠 15g，莲子 15g，红豆沙 20g，冰糖 10g。

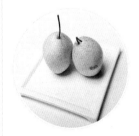

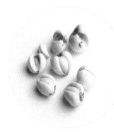

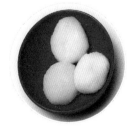

梨：甘，寒。入肺、胃、心经。化痰止咳，清热除烦，润肺生津。

川贝母：苦、甘，微寒。入肺、心经。清热化痰，润肺止咳，散结消肿。

荸荠：甘，寒。入肺、胃经。清肺化痰，消食化滞，消痈解毒。

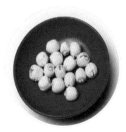

莲子：甘、涩，平。入脾、肾、心经。益肾固精，补脾止泻，止带，养心安神。

赤小豆：甘、酸，微寒。入心、小肠、脾经。利水消肿，清热退黄，解毒消痈。

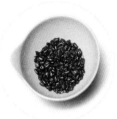

冰糖

制法：

（1）将莲子用清水洗净，浸泡回软。

（2）鸭梨清洗干净，在上 1/4 处切一刀（梨把儿不能丢掉），然后用小勺将梨核挖出来，成为梨罐。

（3）将荸荠去皮洗净，切成黄豆大小的颗粒。

（4）将川贝母粉、红豆沙馅、荸荠、莲子放入一个容器里调成馅心。

（5）将调好的馅心填入梨罐里，再用梨把儿上盖严，放入一个碗中，碗中放入冰糖，加少量水，上屉蒸40分钟，取出即可。

用法：每日1次，餐后食用。

现代研究表明，川贝母中含有多种生物碱，具有镇咳、祛痰、解痉等作用；荸荠中含有丰富的蛋白质、维生素、多种氨基酸等营养成分，有"地下雪梨"之美誉；莲子中含有丰富的蛋白质、氨基酸、淀粉等营养成分，是一种珍贵的营养保健食品。

气虚咳嗽

◎ 临床表现

咳嗽吐痰，痰色清稀，面黄肌瘦，气短懒言，食欲不振，舌淡嫩，边有齿痕，脉细无力。

◎ 治法

益气止咳。

◎ 食疗方

山药炒木耳

原料：山药300g，木耳20g，胡萝卜100g，花生油15g，食盐3g。

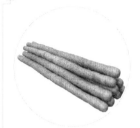

山药：甘，平。入脾、肺、肾经。益气养阴，补脾肺肾，固精止带。

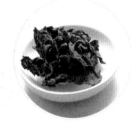

木耳：甘，平。入肺、脾、大肠、肝经。补气养血，润肺止咳，止血，降压，抗癌。

胡萝卜：甘、辛，平。入脾、肝、肺经。健脾和中，滋肝明目，化痰止咳，清热解毒。

花生油

制法：山药、胡萝卜洗净切丁，备用。锅中放入花生油，先将胡萝卜翻炒至五成熟，再放入山药、木耳炒熟，出锅前放入食盐即可。

用法：每日 1 次，佐餐食用。

现代研究表明，山药中含有薯蓣皂苷元、多巴胺、多种氨基酸等成分，用于治疗痰气喘急、虚劳诸不足等有效。注意胡萝卜忌与醋酸食用，否则容易破坏其中的胡萝卜素。木耳中含有木耳多糖、膳食纤维、维生素、蛋白质等营养成分，具有抗炎、提高机体免疫力等作用，用于治疗咳嗽、咯血等有效；胡萝卜中含有胡萝卜素、维生素等多种营养成分，用于治疗小儿百日咳、发热有效。

乌梅大枣茶

原料：乌梅 5g，大枣 30g，五味子 5g，茶叶 2g，水 1000ml。

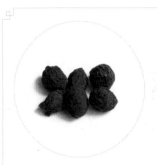
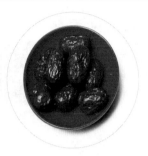
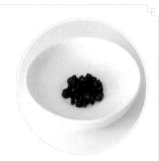

乌梅：酸、涩，平。
入肝、脾、肺、大肠经。
敛肺止咳，涩肠止泻，安
蛔止痛，生津止渴。

大枣：甘，温。入脾、
胃、心经。补中益气，养
血安神。

五味子：酸、甘，温。
入肺、肾、心经。收敛固
涩，益气生津，补肾宁心。

制法：将上述所有原料洗净，放入锅中，水煮5分钟即可。

用法：代茶饮，趁热温服。

现代研究表明，乌梅可以抗病原微生物；大枣中含有丰富的营养成分及
微量元素，被称为"天然维生素"；五味子中主要含有木脂素，具有抗肿瘤、
抗氧化、抗HIV、保护肝脏等作用。

阴虚咳嗽

临床表现

干咳，声音短促，痰少质黏，或带血丝，口干咽燥，声音嘶哑，或午后
发热，盗汗，颧红，消瘦，舌红少苔，脉细数。

治法

滋阴润肺，化痰止咳。

◎ 食疗方

🍲 贝母甲鱼

原料：川贝母 5g，甲鱼 500g，鸡汤 1000ml，食盐 3g，黄酒 10g，大葱 5g，生姜 5g，花椒 3g。

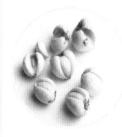

川贝母：苦、甘，微寒。入肺、心经。清热化痰，润肺止咳，散结消肿。

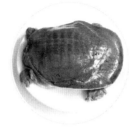

甲鱼：甘，平。入肝、肾经。滋阴补肾，清退虚热。

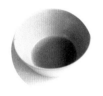

黄酒

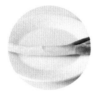

大葱

生姜

花椒

制法：宰杀甲鱼，去头和内脏，切块，放入蒸钵，加入川贝母、鸡汤、黄酒、食盐、花椒、生姜、大葱，上笼蒸 1 小时。

用法：每日 1 次，趁热空腹连汤服食。

现代研究表明，川贝母中含有多种生物碱，具有镇咳、祛痰、解痉等作用；甲鱼中含有丰富的蛋白质、脂肪及维生素等营养物质，是较好的清补食材；生姜中含有生姜油等成分，具有抗微生物、抗氧化、镇静等作用，用于治疗感冒、咳嗽有效。

🍲 贝母酿梨

原料：川贝母 12g，雪梨 60g，冬瓜条 100g，糯米 100g，冰糖 100g。

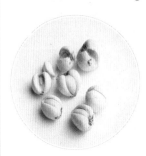

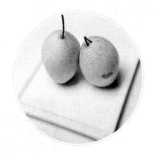

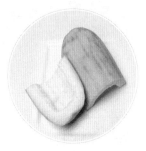

川贝母：苦、甘，微寒。入肺、心经。清热化痰，润肺止咳，散结消肿。

雪梨：甘，寒。入肺、胃、心经。化痰止咳，清热除烦，润肺生津。

冬瓜：甘、淡，微寒。入肺、大肠、小肠、膀胱经。利尿，清热，化痰，生津，解毒。

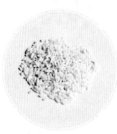

糯米：甘，温。入脾、胃、肺经。补中益气，健脾止泻，缩尿，敛汗。

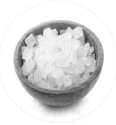

冰糖：甘，平。入脾、肺经。健脾和胃，润肺止咳。

制法：糯米蒸熟，冬瓜条切成黄豆大小，川贝母研成粉末，备用。将雪梨去皮，从蒂把处切下做盖，挖出梨核。将梨在沸水中烫一下，捞出放入凉水中冲凉后放碗内。将糯米、冬瓜条粒、冰糖拌匀，再将川贝粉和入，装入雪梨中，盖好蒂把，放碗内，上蒸笼蒸 1 小时，至梨蒸烂即可。将锅内清水煮沸后，放入冰糖溶化成浓糖汁，待梨出蒸笼时，浇在梨上。

用法：每日 2 次，早晚各 1 次。

感冒、咳嗽、痰饮咳喘，凡痰多清稀易咯出者不宜服用。现代研究表明，川贝母中含有多种生物碱，具有镇咳、祛痰、解痉等作用；冬瓜中含有丰富的营养成分，具有提高免疫力等作用。

三、胃痛

概述

胃痛，又称胃脘痛，是以上腹胃脘部近心窝处疼痛为主要临床表现的病证。胃痛的发生主要是由外邪犯胃、饮食不节、情志不舒、脾胃虚弱等引起，导致胃气郁滞，胃失和降，不通则痛。西医中，以上腹部疼痛为主要表现的急慢性胃炎、胃及十二指肠溃疡、功能性消化不良、胃黏膜脱垂等病，均属于本病范畴。通过改善日常饮食、生活习惯等，及应用中医食疗方，可明显缓解与治疗胃痛等不适症状。

食物选择

（1）有胃痛病史者，应细嚼慢咽，避免不良情绪影响。忌烟、酒、茶；忌食辛辣、过烫过冷、坚硬粗糙、变质不洁、油腻韧性、食后胀气的食物。

（2）属寒邪客胃者，宜食软烂温热之品，如大枣、牛肉、羊肉、红萝卜、洋葱、红糖、桂圆等；少食生冷瓜果，如凉拌菜、黄瓜、冬瓜、绿豆芽、蟹、螺、鸭等。

（3）属肝气犯胃者，宜食疏肝理气和胃之品，如玫瑰花、蜂蜜、山楂、百合、青皮、佛手、绿茶、芥菜、橘饼、黄花菜等。

（4）属胃阴亏耗者，宜食养阴益胃、甘润生津之品，如地瓜、银耳、百合、甘蔗、枇杷等。

（5）属饮食伤胃者，宜食消食导滞、清淡爽口之品，如山楂、麦芽、荷叶、鸡内金、橘皮等。

（6）属虚寒胃痛者，宜食温中健脾之品，如芡实、山药、胡椒、大枣、糯米、鸡肉等。

辨 证 施 食

寒邪客胃证

◎ 临床表现

胃痛突发，恶寒喜暖，得温痛减，遇寒加重，喜热饮，舌淡苔薄白，脉弦紧。

◎ 治法

温胃散寒，行气止痛。

◎ 食疗方

生姜糖苏叶饮

原料：生姜 3g，苏叶 3g，红糖 15g。

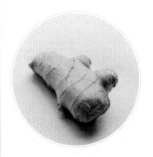 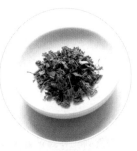 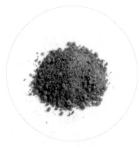

生姜：辛，温。入肺、脾、胃经。解表散寒，温中止呕，温肺止咳。

苏叶：辛，温。入肺、脾、胃经。散寒解表，行气宽中，宣肺化痰，安胎，解鱼蟹毒。

红糖：甘，温。入肝、脾、胃经。补脾缓肝，活血散瘀。

制法：将生姜、苏叶同置于茶杯内，用沸水浸泡，加盖闷 10 分钟，放红糖拌匀即可。

用法：代茶饮。

现代研究表明，苏叶中含有挥发油，具有促进消化液分泌、增进胃肠蠕动的作用。

陈皮胡椒鲫鱼汤

原料：鲫鱼 500g，胡椒粉 6g，陈皮 10g，生姜 30g，食盐 3g。

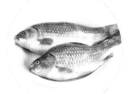

鲫鱼：甘，平。入脾、胃、大肠经。健脾和胃，利水消肿，通血脉。

胡椒：辛，热。入胃、大肠、肝经。温中散寒，下气止痛，止泻，开胃，解毒。

陈皮：辛、苦，温。入肺、脾经。理气健脾，燥湿化痰。

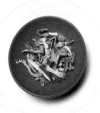

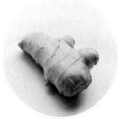

生姜：辛，温。入脾、胃、肺经。散寒解表，降逆止呕，化痰止咳。

制法：鲫鱼去鳞、腮及杂肠，洗净；生姜切片，陈皮切丝。将全部原料一起放入锅内，加水适量，武火煮沸，再用文火煮 1 小时，加入胡椒粉、食盐调味即可。

用法：随量饮汤食肉。

胃热气逆呕吐者不宜饮用。现代研究表明，鲫鱼中含有丰富的蛋白质、脂肪、维生素等营养物质，用于治疗脾胃虚寒、食后不化等有效；胡椒中含有多种酰胺类化合物，对胆汁分泌有一定的影响，用于治疗胃寒痛有效。

肝气犯胃证

◎ 临床表现

胃脘胀痛，痛至两胁，遇烦加重，善叹息，嗳气、矢气后痛减，大便不畅，舌苔薄白，脉弦。

◎ 治法

疏肝解郁，理气止痛。

◎ 食疗方

🍲 枳壳青皮猪肚汤

原料：猪肚 1 个（约 500g），枳壳 12g，青皮 6g，生姜 4 片，食盐 3g。

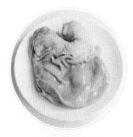

猪肚：甘，温。入脾、胃经。补虚损，健脾胃。

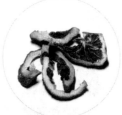

枳壳：苦、辛、酸，温。入脾、胃、大肠经。行气开胸，宽中除胀。

青皮：苦、辛，温。入肝、胆、胃经。疏肝破气，消积化滞。

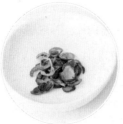

生姜：辛，温。入脾、胃、肺经。散寒解表，降逆止呕，化痰止咳。

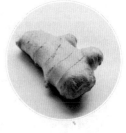

制法：猪肚切去肥油，用食盐擦洗，再用清水反复漂洗干净后放入开水中去腥味，刮去白膜；陈皮、枳壳、生姜洗净。将全部原料一同放入锅内，

加适量清水，武火煮沸，再用文火煮 2 小时，调味即可。

用法：随量饮汤食肉。

本汤总属破气消积之品，脾气虚弱者不宜饮用。现代研究表明，猪肚中含有胃泌素、胃蛋白酶等成分，对胃肠道黏膜和胰腺均有营养作用。青皮中含有挥发油，对胃肠道有温和的刺激作用，具有促进消化液分泌、利胆等作用。

🍲 佛手延胡猪肚汤

原料：猪肚 1 个，鲜佛手 15g，延胡索 10g，生姜 4 片，食盐 3g。

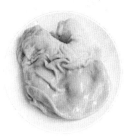

猪肚：甘，温。入脾、胃经。补虚损，健脾胃。

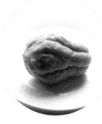

佛手：辛、苦，温。入肺、肝、脾、胃经。疏肝解郁，理气和中，燥湿化痰。

延胡索：辛、苦，温。入心、肝、脾经。活血，行气，止痛。

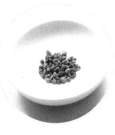

生姜：辛、温。入脾、胃、肺经。散寒解表，降逆止呕，化痰止咳。

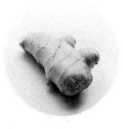

制法：猪肚切去肥油，用食盐擦洗，再用清水反复漂洗干净后放入开水中去腥味，刮去白膜；佛手（切片）、延胡索、生姜洗净。将全部原料一同放入锅内，加适量清水，武火煮沸，再用文火煮 2 小时，调味即可。

用法：随量饮汤食肉。

小贴士

本汤作用较为平和，无破气之弊，久服其功显著，血瘀严重者可加田七祛瘀。

🍲 天麻福禄鲈鱼

原料：鲈鱼1条（600g），天麻片40g，川芎5g、枸杞20g，豆腐200g，油菜180g，黄酒30g，白胡椒粉1g，大葱、生姜各20g，花生油40g，高汤1000ml，食盐4g。

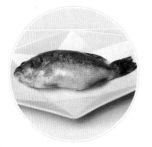

鲈鱼：甘，平。入脾、肝、肾经。益脾胃，补肝肾。

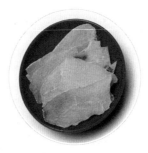

天麻：甘，平。入肝经。息风止痉，平抑肝阳，祛风通络。

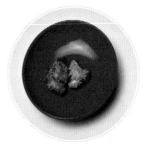

川芎：辛，温。入肝、胆、心包经。活血行气，祛风止痛。

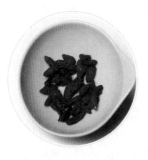

枸杞：甘，平。入肝、肾经。滋补肝肾，益精明目。

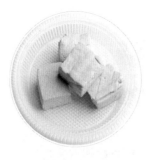

豆腐：甘，凉。入脾、胃、大肠经。泻火解毒，生津润燥，和中益气。

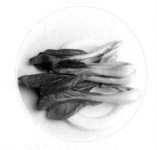

油菜：甘，凉。入肺、胃、大肠经。解热除烦，生津止渴，清肺消痰，通利肠胃。

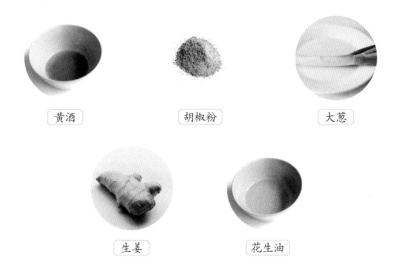

黄酒　　　　　　　胡椒粉　　　　　　　大葱

生姜　　　　　　　花生油

制法：

（1）将天麻、川芎用淘米水清洗后再放入干净的淘米水中上屉蒸透。

（2）将鲈鱼去鳞及内脏，分段片成双飞刀口后用清水洗净，控水待用。

（3）将油菜心洗净，用开水焯一下过凉待用。

（4）将豆腐切成骨牌块，用淡食盐开水煮一遍，过凉捞出待用。

（5）锅置火上烧热，放入烹调油、大葱、生姜、鲈鱼，用温火煎制，放入黄酒、高汤、白胡椒粉，用武火煮开，转为文火将鲈鱼进行微炖"养熟"。

（6）另用锅置火上，取一部分鱼汤，放入蒸好的天麻、川芎以及泡好的枸杞、豆腐煮5分钟。

（7）取玻璃鱼池一个，将煮过的豆腐放底层，从锅内捞出"养熟"的鲈鱼放在上面，两面码上油菜，再将天麻、川芎、枸杞码在鱼身上，最后将锅内鱼汤煮开放入食盐调好口味浇鱼池里即可。

用法：佐餐食用。

胃阴亏虚证

◎ 临床表现

胃脘灼痛，饥不欲食，口燥咽干，五心烦热，消瘦乏力，大便干结，舌红少津，脉细数。

◎ 治法

养阴益胃，和中止痛。

◎ 食疗方

🍲 白芍石斛瘦肉汤

原料：猪肉 250g，白芍 12g，石斛 12g，大枣 4 个，食盐 2g。

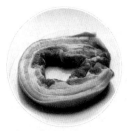

猪肉：甘、咸，微寒。入脾、胃、肾经。补肾养血，滋阴润燥。

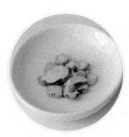

白芍：苦、酸，微寒。入肝、脾经。养血敛阴，柔肝止痛，平抑肝阳。

石斛：甘，微寒。入胃、肾经。益胃生津，滋阴清热。

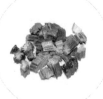

大枣：甘，温。入脾、胃、心经。补中益气，养血安神。

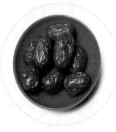

制法：洗净猪瘦肉，切块；白芍、石斛、大枣（去核）洗净。将全部原料放入锅内，加适量清水，武火煮沸，再用文火煮 1~2 小时，加食盐调味

即可。

用法：随量饮汤食肉，脾胃虚寒者不宜服用。

石斛有"金钗石斛""霍山石斛""铁皮石斛"之分，其中霍山石斛作用较为平和，益阴而不寒，因此，本汤选用霍山石斛为宜。

饮食伤胃证

◎ 临床表现

胃脘胀满，疼痛拒按，嗳腐吞酸，或呕吐不消化食物，吐后痛减，不思饮食，大便不爽，矢气或便后痛减，舌苔厚腻，脉滑。

◎ 治法

消食导滞，和胃止痛。

◎ 食疗方

山楂山药鲤鱼汤

原料：鲤鱼 1 条，山楂 30g，山药 30g，生姜 5g，花生油 10g，食盐 3g。

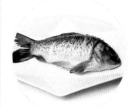

鲤鱼：甘，平。入脾、肾、胃、胆经。健脾和胃，利水下气，通乳安胎。

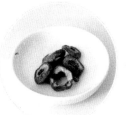

山楂：酸、甘，微温。入脾、胃、肝经。消食化积，行气散瘀。

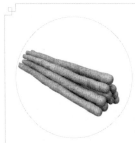

山药：甘、平。
入脾、肺、肾经。
益气养阴，补脾肺
肾，固精止带。

生姜

花生油

制法：鲤鱼洗净切块；放入油锅，用生姜爆香，取出备用；山药和山楂洗净。将全部原料一起放入锅内，加适量清水，武火煮沸，再用文火煮1~2小时，调味即可。

用法：随量饮汤食肉。

胃酸过多者不宜食用。现代研究表明，鲤鱼中含有丰富的蛋白质、维生素及氨基酸等营养成分，用于治疗胃痛、腹胀、消化不良等有效；山楂中主要含有黄酮类化合物，具有降低血清总胆固醇、三酰甘油的作用，用于治疗食积、消化不良有效；山药中含有薯蓣皂苷元、多种氨基酸等成分，具有促进肠道平滑肌节律性收缩的作用。

胃脘虚寒证

临床表现

胃痛隐隐，绵绵不休，空腹痛甚，得食则缓，喜温喜按，受凉后加重，神疲纳呆，四肢倦怠，手足不温，泛吐清水，大便溏薄，舌淡苔白，脉虚弱。

治法

温中健脾，和胃止痛。

◎ 食疗方

🍲 生姜鲫鱼汤

原料：鲫鱼 2 条，生姜 30g，陈皮 10g，胡椒粉 3g，食盐 3g。

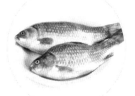

鲫鱼：甘，平。入脾、胃、大肠经。健脾和胃，利水消肿，通血脉。

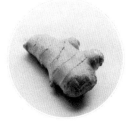

生姜：辛，温。入肺、脾、胃经。解表散寒，温中止呕，温肺止咳。

陈皮：辛、苦、温。入肺、脾经。理气健脾，燥湿化痰。

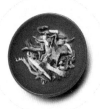

胡椒：辛，热。入胃、大肠、肝经。温中散寒，下气止痛，止泻，开胃，解毒。

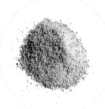

制法：鲫鱼去鳞、腮及杂肠，洗净。将生姜、陈皮切丝，放入鱼肚中，加适量清水煨熟，放入胡椒粉、食盐调味即可。

用法：佐餐食用。

胡椒果实中含有多种酰胺类化合物，对胆汁分泌有一定影响，用于治疗胃寒痛有效；鲫鱼中含有丰富的蛋白质、维生素等营养成分，用于治疗脾胃虚冷等有效。

🍲 桂花莲子羹

原料：桂花（糖腌）3g，莲子 50g，红糖 20g，大枣 3 个。

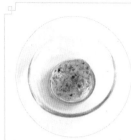

桂花：辛，温。入肺、胃经。化痰止咳，散寒暖胃。

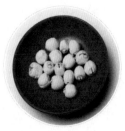

莲子：甘、涩，平。入脾、肾、心经。益肾固精，补脾止泻，止带，养心安神。

红糖：甘，温。入肝、脾、胃经。补脾缓肝，活血散瘀。

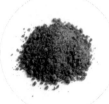

大枣：甘，温。入脾、胃、心经。补中益气，养血安神。

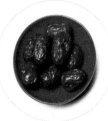

制法：莲子用开水泡胀，剥皮去心。加水 500ml 以文火慢炖 2 小时，至莲子酥烂，汤糊成羹，再加入桂花、红糖、大枣煮 5 分钟即可。

用法：可做早点或点心食用。

古人认为桂为百药之长，又有"仙树""花中月老""仙友""九里香"之别称，用桂花酿酒可以达到"饮之寿千岁"的功效，尤其适于女士饮用。现代研究表明，桂花有养颜美容、舒缓喉咙的功效，可用于治疗十二指肠溃疡、胃寒胃痛、口臭、目视不明等病证。

🍲 草果生姜羊肉汤

原料：鲜羊肉 500g，草果 6g，生姜 30g，陈皮 3g，食盐 2g。

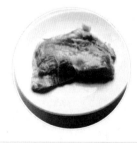

羊肉：甘，热。入脾、胃、肾经。健脾温中，补肾壮阳，益气养血。

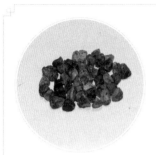

草果：辛，温。入脾、胃经。燥湿温中，截疟除痰。

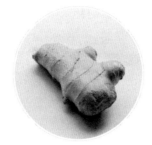

生姜：辛，温。入脾、胃、肺经。散寒解表，降逆止呕，化痰止咳。

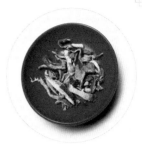

陈皮：辛、苦，温。入肺、脾经。理气健脾，燥湿化痰。

制法： 洗净鲜羊肉，去筋膜，切成细丝，用开水洗去膻味；生姜（去皮、拍碎）、草果、陈皮洗净。将全部原料一起放入锅内，加适量清水，武火煮沸，再用文火煮 2 小时，入盐调味即可。

用法： 随量饮汤食肉。

胃热内盛或湿热内蕴者不宜服用。羊肉中含有丰富的蛋白质、脂肪等营养成分，用于治疗脾胃虚冷、腹痛等有效；草果具有浓烈的辛辣香味，能除腥气，增进食欲，炖煮牛、羊肉时放入能驱避膻味，但气血亏虚而无寒湿实邪者不应食用。

🍲 羊肉粥

原料： 粳米 250g，瘦羊肉 250g。

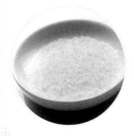

粳米：甘，平。入脾、胃、肺经。调中和胃，渗湿止泻，除烦。

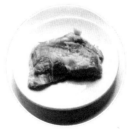

羊肉：甘，热。入脾、胃、肾经。健脾温中，补肾壮阳，益气养血。

制法：羊肉切成小块煮烂后，与粳米一同煮粥。

用法：每日2次，可间断常服。

粳米中含有丰富的淀粉、蛋白质，及少量维生素B$_1$、维生素B$_2$、维生素B$_6$等营养成分；羊肉中含有丰富的蛋白质、脂肪等营养成分，用于治疗脾胃虚冷、腹痛等有效。

四、泄泻

概述

泄泻是以排便次数增多，粪质稀溏或完谷不化，甚至泻出如水样为主要临床表现的病证。古时将大便稀溏而势缓者称为泄，将大便清稀如水势急者称为泻，一般统称泄泻。泄泻是因感受外邪、饮食失宜、情志不调、脏腑虚衰等引起，导致脾胃受损，湿困脾土，脾胃运化失调，肠道功能失司。西医学中的急性肠炎、肠易激综合征等消化器官发生功能或器质性病变导致的腹泻均属于本病范畴。中医食疗方法对于泄泻的治疗具有较显著的效果。

食物选择

（1）饮食宜新鲜、清淡、少渣、少油、无刺激。

（2）属脾气虚弱者，宜食补脾健胃之品，如粳米、薏苡仁、白扁豆、胡萝卜、大枣、山药、茯苓、莲子、豆腐、馒头、猪肚、羊肉等。

（3）属湿热盛者，宜食清热祛湿之品，如南瓜、鲤鱼、茯苓、荠菜、黄花菜、莴苣、冬瓜、鲫鱼、蚕豆、赤小豆、薏苡仁、玉米、白豆蔻、苦瓜等。

（4）属脾肾阳虚者，宜食温补脾肾之品，如羊肉、牛肉、牛骨髓、肉桂、乌鸡、黑芝麻、黑米、韭菜子、龙眼等。

（5）属寒湿内盛者，宜食温中散寒祛湿之品，如羊肉、牛肉、干姜、人参、扁豆、砂仁等。

辨 证 施 食

脾气虚弱证

○ 临床表现

　　大便时溏时泻，迁延反复，完谷不化，饮食减少，食后脘闷不舒，进食油腻食物后大便次数明显增加，神疲倦怠，面色萎黄，舌淡苔白，脉沉细弱。

○ 治法

　　健脾益气，化湿止泻。

○ 食疗方

芡实大枣粥

原料：芡实 50g，大枣 10g，糯米 100g。

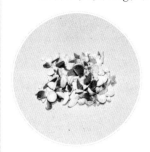 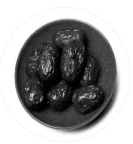 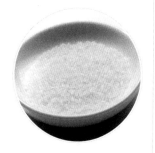

芡实：甘、涩，平。入脾、肾经。益肾固精，健脾止泻，除湿止带。

大枣：甘，温。入脾、胃、心经。补中益气，养血安神。

糯米：甘，温。入脾、胃、肺经。补中益气，健脾止泻，缩尿，敛汗。

制法：先将芡实用温水浸泡 2 小时（新鲜芡实不用浸泡），再与大枣、糯米同入锅中，加水煮成稠粥即成。

用法：早晚随餐分服。

现代研究表明，芡实中含有皂苷，具有抗缺氧、抗疲劳、抗低温应激、抗脂质氧化、抗突变等功效。

🍲 扁豆芡实牛肉汤

原料：牛肉 250g，炒扁豆 60g，芡实 30g，生姜 4 片，食盐 2g。

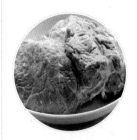

牛肉：甘，温。入脾、胃经。补脾胃，益气血，强筋骨。

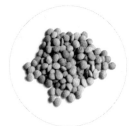

扁豆：甘、淡，平。入脾、胃经。健脾化湿。

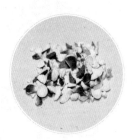

芡实：甘、涩，平。入脾、肾经。益肾固精，健脾止泻，除湿止带。

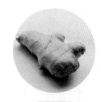

生姜

制法：洗净牛肉，切块；扁豆、芡实、生姜洗净。把全部原料一起放入锅中，加适量清水，武火煮沸后，再用文火煮 1 小时，调味即可。

用法：随量饮汤食肉。

扁豆中含油、蛋白质、维生素等成分，具有抗病原微生物、调节免疫的作用；生姜中含有生姜油，对胃肠道有一定的影响。

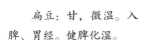扁豆消积开胃粥

原料：扁豆 50g，怀山药 100g，粳米 100g。

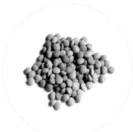

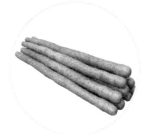

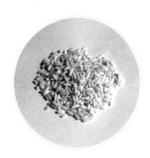

扁豆：甘，微温。入脾、胃经。健脾化湿。

山药：甘，平。入脾、肺、肾经。益气养阴，补脾肺肾，固精止带。

粳米：甘，平。入脾、胃、肺经。调中和胃，渗湿止泻，除烦。

制法：扁豆仁炒熟后，加入怀山药、粳米和清水 5 碗煲粥，煮至扁豆熟烂即可。

用法：每日可分 2 次食用。

现代研究表明，扁豆中含脂肪油、蛋白质、维生素等成分，具有抗病原微生物、调节免疫的作用，民间常用于治疗脾胃虚弱、食欲不振、食少泄多、食积痞块和小儿疳积等；山药中含有薯蓣皂苷元、多种氨基酸等成分，可促进胃肠道平滑肌节律性收缩，用于治疗脾胃虚弱、湿热虚泻等有效。

🍲 脾虚泄泻方

原料：芡实、莲子肉、白扁豆各 15g，山药 50g，白砂糖 5g。

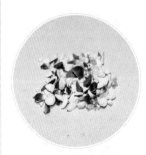

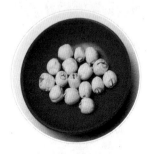

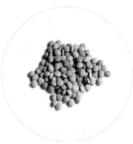

芡实：甘、涩，平。入脾、肾经。益肾固精，健脾止泻，除湿止带。

莲子：甘、涩，平。入脾、肾、心经。益肾固精，补脾止泻，止带，养心安神。

扁豆：甘，微温。入脾、胃经。健脾化湿。

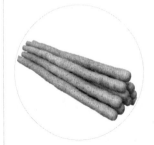

山药：甘，平。入脾、肺、肾经。益气养阴，补脾肺肾，固精止带。

白砂糖

制法：将芡实、山药、莲子、白扁豆混合磨成细粉，放入锅中，加白砂糖和水调成浆，加热烧成熟糊即可。

用法：每日 1 次，可常食。

湿热伤中证

○ **临床表现**

腹痛腹泻，泻下急迫，或泻而不爽，粪色黄褐，味臭秽，肛门灼热，小便短黄，烦热口渴，苔黄腻，脉滑数。

○ **治法**

清热利湿。

○ **食疗方**

🍲 赤豆冬瓜汤

原料：猪肉 150g，冬瓜 150g，赤小豆 150g，食盐 2g。

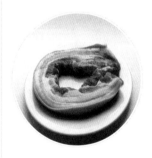 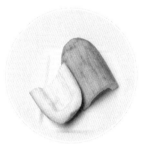 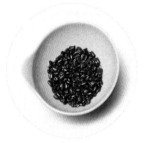

猪肉：甘、咸，微寒。入脾、胃、肾经。补肾养血，滋阴润燥。

冬瓜：甘、淡，微寒。入肺、大肠、小肠、膀胱经。利尿，清热，化痰，生津，解毒。

赤小豆：甘、酸，微寒。入心、小肠、脾经。利水消肿，清热退黄，解毒消痈。

制法：洗净上述原料，将冬瓜、瘦肉切成小块，备用。用适量清水，将瘦肉和赤小豆煮滚后，放入冬瓜，煮至瘦肉软熟，调味后饮用。

用法：佐餐食用，每日 1 次。

小贴士

赤小豆是盛夏解暑之佳品，喜欢吃甜食者可以用白砂糖，不用瘦肉、油和食盐。

脾肾阳虚证

临床表现

黎明前脐腹作痛，肠鸣即泻，泻后即安，完谷不化，腹部喜暖，形寒肢冷，腰膝酸软，舌淡苔白，脉沉细。

治法

温补脾肾，固涩止泻。

食疗方

肉桂茴香炖牛肉

原料：牛肉 250g，小茴香 3g，肉桂皮 3g，黄酒 10g，食盐 2g。

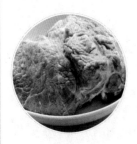

牛肉：甘，温。入脾、胃经。补脾胃，益气血，强筋骨。

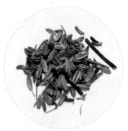

小茴香：辛，温。入肝、肾、脾、胃经。散寒止痛，理气和胃。

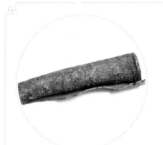

肉桂：辛、甘，大热。入肾、脾、心、肝经。补火助阳，散寒止痛，温经通脉，引火归原。

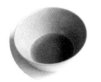

黄酒

制法：洗净牛肉，切块；把全部原料一起放入锅内，加适量清水，武火煮沸后，文火煮1小时，调味即可。

用法：随量饮汤食肉。

现代研究表明，小茴香具有促进胃肠道运动、灭菌等作用；肉桂可抗炎抗菌，对胃肠运动也有一定影响。

🍲 胡椒猪肚汤

原料：猪肚250g，胡椒粉1.5g，生姜10g，大葱10g，黄酒20g，食盐4g。

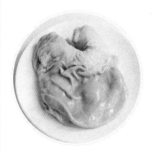

猪肚：甘，温。入脾、胃经。补虚损，健脾胃。

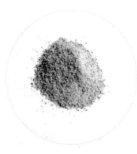

胡椒粉：辛，热。入胃、大肠、肝经。温中散寒，下气止痛，止泻，开胃，解毒。

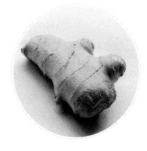

生姜：辛，温。入脾、胃、肺经。散寒解表，降逆止呕，化痰止咳。

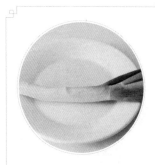

大葱：辛、温。入肺、胃经。
发汗解表，散寒通阳。

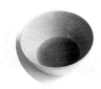

黄酒

制法：将鲜猪肚两面反复洗，再用食盐或醋揉搓后，用温水洗净，再过清水后，切成条。将锅置于旺火上，加水放入猪肚条烧开，撇净浮沫，加黄酒、葱节、生姜、胡椒粉，改用文火炖至熟烂即可。

用法：佐餐食用。

现代研究表明，猪肚中含胃泌素、胃蛋白酶、胃膜素等成分，对胃肠道黏膜及胰腺均有营养作用；胡椒中含有多种酰胺类化合物，具有抗炎、影响胆汁分泌的作用，用于治疗泄泻有效；生姜中含有生姜油，对胃肠道有一定的影响。

🍲 风栗健脾汤

原料：风栗肉（板栗）250g，猪肉200g，山药20g，食盐3g。

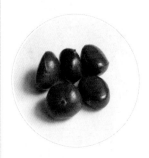

板栗：甘、微咸，平。
入脾、肾经。益气健脾，
补肾强筋，活血消肿，
止血。

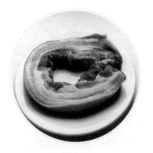

猪肉：甘、咸，微
寒。入脾、胃、肾经。补
肾养血，滋阴润燥。

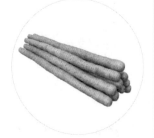

山药：甘，平。入脾、
肺、肾经。益气养阴，补
脾肺肾，固精止带。

制法：板栗用沸水浸泡去皮，与猪肉、山药一同加水 1000ml，慢火焖制加食盐调味即可。

用法：佐餐食用。

现代研究表明，山药中含有薯蓣皂苷元、多种氨基酸等成分，可促进胃肠道平滑肌节律性收缩，用于治疗脾胃虚弱、湿热虚泻等有效。

补骨脂炖猪腰

原料：补骨脂 10g，猪腰 2 个，食盐 2g。

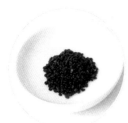

补骨脂：苦、辛，温。入肾、脾经。补肾壮阳，固精缩尿，温脾止泻，纳气平喘。

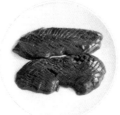

猪腰：咸，平。入肾经。补肾益阴，利水。

制法：剖开猪腰，剔净筋膜，洗净切碎，与补骨脂一同入锅，加水适量，置于文火上炖至烂熟，调味即可。

用法：佐餐食用。

猪腰又称"猪肾""银锭盒"，含有丰富的蛋白质和钙、铁、磷等矿物质，血脂偏高者忌食。

寒湿内盛证

🌀 临床表现

泄泻清稀如水样，肠鸣腹痛，脘闷食少，或兼见恶寒、发热、头痛等外感症状，舌苔白腻，脉濡缓。

🌀 治法

温中散寒化湿。

🌀 食疗方

🍲 高良姜鸡内金羊肉汤

原料：羊肉 250g，高良姜 15g，鸡内金 12g，大枣 4 枚，食盐 2g。

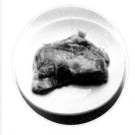
羊肉：甘，热。入脾、胃、肾经。健脾温中，补肾壮阳，益气养血。

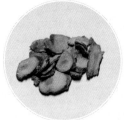
高良姜：辛、热。入脾、胃经。温胃止呕，散寒止痛。

鸡内金：甘，平。入脾、胃、小肠、膀胱经。健胃消食，涩精止遗。

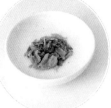

大枣：甘，温。入脾、胃、心经。补中益气，养血安神。

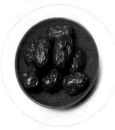

制法：羊肉洗净，切块，放入锅中炒干水分；高良姜、鸡内金、大枣（去核）洗净。将全部原料一起放入锅内，加适量清水，武火煮沸后，再用文火煮 1~2 小时，入盐调味即可。

用法：随餐饮汤食肉。

现代研究表明，鸡内金中含有促胃液素、氨基酸、淀粉酶等成分，可促进胃液的分泌及胃肠道蠕动，增强消化功能。

苏叶茶蛋

原料：苏叶、红茶各 15g，鸡蛋 1 个。

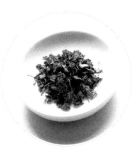

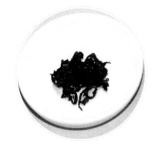

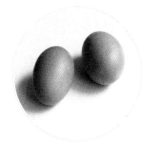

苏叶：辛，温。入肺、脾、胃经。散寒解表，行气宽中，宣肺化痰，安胎，解鱼蟹毒。

红茶：甘，温。入心、脾、胃经。温中散寒。

鸡蛋：甘，平。入肺、脾、胃经。滋阴润燥，养血安胎。

制法：用水将鸡蛋煮沸，捞出磕破外皮，与苏叶、红茶一同放入水中，再煮 15 分钟，捞出鸡蛋，去掉外壳即可。

用法：趁热服用。

现代研究表明，苏叶中含有挥发油，具有促进消化液分泌、增进胃肠蠕动的作用。

五、便秘

便秘指粪便在肠内滞留过久，秘结不通，排便的周期延长，或排便周期不延长，但粪质干结，排出艰难，或粪质不硬，虽有便意，排便不爽的病证。便秘的病因包括饮食不节、情志不调、感受外邪、年老体虚等，导致寒凝、热结、气滞、气血阴阳亏虚等引起肠道传导功能失司。通过中医食疗，可改善胃肠功能，促进胃肠蠕动，用于缓解及治疗便秘有效。

食 物 选 择

（1）调整饮食结构，多食用水果、蔬菜或润肠通便的食物，注意饮食粗细搭配。

（2）实秘中，热秘者宜食泄热通便之品，如香蕉、苹果、甘蔗、苋菜、海蜇、蜂蜜、决明子等；气秘者宜食顺气导滞之品，如生葱、洋葱、黄瓜、萝卜等；冷秘者宜食温里散寒之品，如韭菜、小茴香、羊肉等。

（3）虚秘中，阴虚者宜食滋阴润燥之品，如芝麻、松子仁、柏子仁、胡桃等；阳虚者宜食温阳通便之品，如韭菜、羊肉、荔枝、肉苁蓉等；气虚者宜食益气润肠之品，如马铃薯、番薯、芋头、慈菇、蜂蜜等；血虚者宜食养血润燥之品，如阿胶、菠菜、当归等。

辨证施食

实　秘

热　秘

◯ 临床表现

腹胀腹痛，大便干结，口干口臭，面红心烦，小便短赤，舌红，苔黄燥，脉滑数。

◯ 治法

泻热导滞，润肠通便。

◯ 食疗方

🍲 决明蜂蜜饮

原料：决明子 30g，蜂蜜 30g。

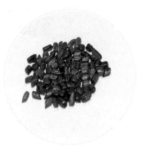
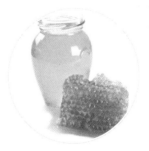

决明子：甘、苦、咸，微寒。入肝、大肠经。清热明目，润肠通便。

蜂蜜：甘，平。入肺、脾、大肠经。补中，润燥，止痛，解毒。

制法：捣碎决明子，水煎，冲入蜂蜜搅匀即可。

用法：早晚各服 1 次，或代茶饮。

决明子宜微炒打碎入药，煎药时间不宜过久，以免破坏有效成分，降低效果。

番泻鸡蛋汤

原料：番泻叶 10g，鸡蛋 1 个，菠菜 10g，香油 3g，食盐 3g。

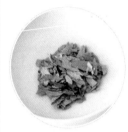
番泻叶：甘、苦，寒。入大肠经。泻下通便。

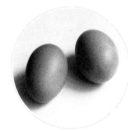
鸡蛋：甘，平。入肺、脾、胃经。滋阴润燥，养血安胎。

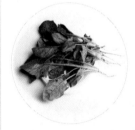
菠菜：甘，平。入肝、胃、大肠、小肠经。养血，止血，平肝，润燥。

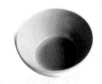
香油

制法：鸡蛋打入碗中搅散，菠菜切段备用。番泻叶水煎 5 分钟去渣留汁，倒入鸡蛋液打散，加入菠菜、香油、食盐即可。

用法：佐餐服用。

孕妇忌食。现代研究表明，菠菜中含有叶酸、类胡萝卜素、膳食纤维等营养成分，用于治疗习惯性便秘、血虚便秘等有效。

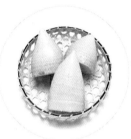

鲜笋拌芹菜

原料：竹笋 100g，芹菜 100g，花生油 15g，食盐 3g。

竹笋：甘，寒。入胃、大肠经。化痰，消胀，透疹。

芹菜：甘、辛、微苦，凉。入肝、胃、肺经。平肝，清热，祛风，利水，止血，解毒。

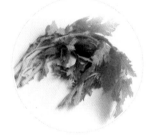

花生油

制法：竹笋煮熟切片，芹菜洗净切段，开水焯熟，控水后与竹笋混合，加入熟花生油、食盐拌匀即可。

用法：佐餐食用。

现代研究表明，竹笋中含有丰富的蛋白质及人体所需的各种氨基酸，还含有大量纤维素，能促进肠道蠕动、防便秘。

🍲 香蕉拌酸奶

原料：香蕉 1 根，酸奶 200g。

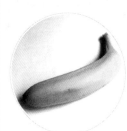

香蕉：甘，寒。入脾、胃、大肠经。清热解毒，润肺滑肠。

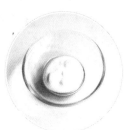

酸奶：促进消化，保护肠胃，美容抗癌。

制法：香蕉去皮、切小块，与酸奶拌匀即可。

用法：每日 1 次，餐后半小时食用。

虚 秘

阴虚秘

◉ 临床表现

大便干结如羊屎状，头晕耳鸣，形体消瘦，两颧红赤，心烦少眠，潮热盗汗，腰膝酸软，舌红少苔，脉细数。

◉ 治法

滋阴通便。

○ 食疗方

🥘 三仁粉

原料：核桃仁、柏子仁、松子仁各 50g。

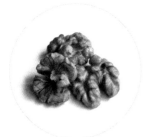 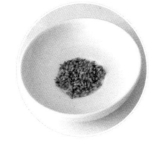 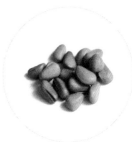

核桃仁：苦、甘、平。入心、肝、大肠经。活血祛瘀，润肠通便，止咳平喘。

柏子仁：甘，平。入心、肾、大肠经。养心安神，润肠通便。

松子仁：甘，温。入肺、肝、大肠经。润肠通便，润肺止咳。

制法：将以上 3 味共捣成细末，装瓶备用。

用法：早晚各 1 勺，温开水送服。

本品中含有丰富的脂肪油，具有润肠作用，脾虚泄泻者忌用。

🥘 黑芝麻牛奶饮

原料：黑芝麻 20g，鲜牛奶 200g，蜂蜜 30g。

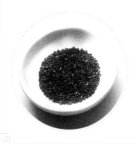

黑芝麻：甘，平。入肝、脾、肾经。补益肝肾，养血益精，润肠通便。

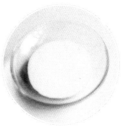

牛奶：甘，微寒。入心、肺、胃经。补虚损，益肺胃，养血，生津润燥，解毒。

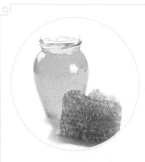

制法：将黑芝麻炒酥压成碎末，与鲜牛奶、蜂蜜混合烧开，溶化调匀即可。

用法：佐餐早晚分服。

糖尿病患者忌用。黑芝麻被称为滋补圣品，含有优质蛋白质、丰富的矿物质、不饱和脂肪酸、维生素E和珍贵的芝麻素、黑色素，具有补钙、降血压、乌发润发、养颜润肤之功效。

蜂蜜：甘，平。入肺、脾、大肠经。补中，润燥，止痛，解毒。

🍲 天门冬粥

原料：天门冬 20g，粳米 100g，冰糖 15g。

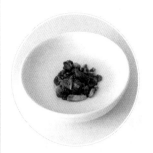

天门冬：甘、苦，寒。入肺、肾、胃经。养阴润燥，清肺生津。

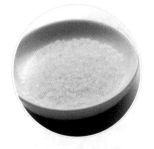

粳米：甘，平。入脾、胃、肺经。调中和胃，渗湿止泻，除烦。

冰糖

制法：天门冬用水煎煮，去渣取汁。将粳米加入天门冬药汁中煮粥，待粥熟，放入冰糖溶化即可。

用法：空腹食用。

气虚秘

◎ 临床表现

有便意，但是排便困难，用力则汗出短气，乏力，面白神疲，肢倦懒言，舌淡苔白，脉弱。

◎ 治法

益气润肠。

◎ 食疗方

🍲 老年保健饮

原料：糯米 60g，核桃仁 50g，牛奶 200ml。

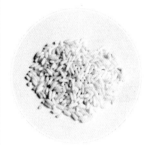 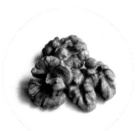 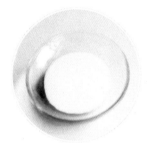

糯米：甘，温。入脾、胃、肺经。补中益气，健脾止泻，缩尿，敛汗。

核桃仁：苦、甘，平。入心、肝、大肠经。活血祛瘀，润肠通便，止咳平喘。

牛奶：甘，微寒。入心、肺、胃经。补虚损，益肺胃，养血，生津润燥，解毒。

制法：糯米洗净，浸泡 1 小时，捞起沥干水分，与核桃仁一同放入石磨中磨成浆，过滤，取汁备用。煮好牛奶，把滤汁缓缓倒入牛奶中，边倒边搅拌均匀，煮沸即可。

用法：每日 1~2 次。

经常饮用可以调节机体新陈代谢，延年益寿。本饮偏温，咳痰黄稠、口干咽燥、苔黄厚者不宜用。

🍲 番薯粥

原料：番薯 250g，粳米 100g。

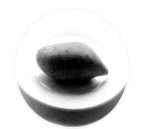

番薯：甘，平。入脾、胃、大肠经。补脾益胃，通便，益气生津。

粳米：甘，平。入脾、胃、肺经。调中和胃，渗湿止泻，除烦。

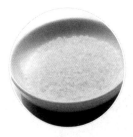

制法：番薯洗净，连皮切成小块，加水与粳米同煮为粥，待粥将熟再煮2~3 沸即可。

用法：趁热服。

糖尿病患者不宜食用，平素不能吃甜食的胃病患者也不宜多吃。番薯中含有膳食纤维，可加快胃肠道蠕动，有助于排便、清理肠道。

阳虚秘

临床表现

大便干涩难解，小便清长，面色苍白，腹中冷痛，四肢欠温，腰膝酸冷，舌淡苔白，脉沉迟。

治法

温阳通便。

食疗方

杏仁胡桃粥

原料：甜杏仁 10g，胡桃肉 30g，粳米 100g。

制法：研磨杏仁和胡桃肉，加水搅拌滤汁，用米煮粥，待米熟后倒入药汁再煮，煮熟去浮油即可。

用法：空腹温服。

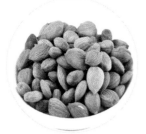

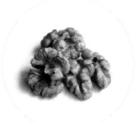

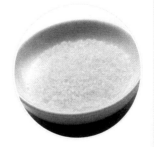

甜杏仁：甘，平。入肺、大肠经。润肺止咳，润肠通便。

胡桃肉：甘，温。入肺、肾、大肠经。补肾固精，温肺定喘，润肠通便。

粳米：甘，平。入脾、胃、肺经。调中和胃，渗湿止泻，除烦。

🍲 决明苁蓉茶

原料：肉苁蓉 15g，决明子 30g。

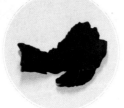

肉苁蓉：甘、咸，温。入肾、大
肠经。补肾阳，益精血，润肠通便。

决明子：甘、苦、咸，微寒。
入肝、大肠经。清热明目，润肠
通便。

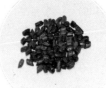

制法：将肉苁蓉、决明子洗净，同放入锅中，加水 300ml，煎煮 30 分
钟，去渣取汁即可。

用法：代茶频饮，当日饮完。

血虚秘

◎ 临床表现

大便干结，头晕目眩，面色无华，口唇色淡，心悸健忘，舌淡苔白，
脉细。

◎ 治法

养血润燥。

食疗方

加味仙人粥

原料：熟地 15g，当归 6g，粳米 60g，大枣 3 枚，红糖 20g。

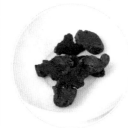

熟地黄：甘，微温。入肝、肾经。补血养阴，填精益髓。

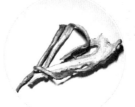

当归：甘、辛，温。入肝、心、脾经。补血调经，活血止痛，润肠通便。

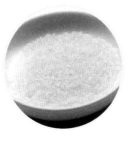

粳米：甘，平。入脾、胃、肺经。调中和胃，渗湿止泻，除烦。

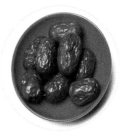

大枣：甘，温。入脾、胃、心经。补中益气，养血安神。

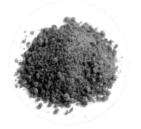

红糖：甘，温。入肝、脾、胃经。补脾缓肝，活血散瘀。

制法：熟地、当归用砂锅煎取药汁，去渣后加粳米、大枣，文火煮粥，待熟后加入红糖，再煮 1~2 沸即可。

用法：早晚趁热分服，7~10 日为 1 个疗程。

服食过程忌食大葱、蒜，忌冷服。大便溏泄及有痰湿者慎用，煎煮时忌用铁器。

黑木耳炖猪肠

原料：黑木耳 30g，猪大肠 200g，食盐 3g，香油 3g。

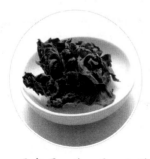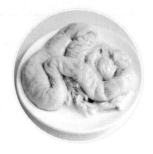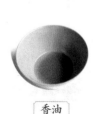

香油

黑木耳：甘，平。入肺、脾、大肠、肝经。补气养血，润肺止咳，止血，降压，抗癌。

猪大肠：甘，微寒。入大肠、小肠经。清热，祛风，止血。

制法： 将黑木耳洗净泡发，猪大肠洗净切成段。将黑木耳与猪大肠同入砂锅，加水文火炖熟后加食盐、香油调味即可。

用法： 佐餐食用。

黑木耳中含有木耳多糖、蛋白质、膳食纤维等营养成分，具有增强免疫力、抗凝血、降血脂等作用，用于治疗大便前后出血、大便干燥有效。

六、冠心病

概述

冠状动脉粥样硬化性心脏病，简称"冠心病"，是指冠状动脉狭窄、供血不足而导致的心肌功能障碍及器质性病变，是中老年人最常见的心脏病。其临床表现为心前区疼痛或有压榨感，疼痛可向左肩或左上肢前内侧放射，多伴有面色苍白、胸闷憋气、呼吸困难等症状，一般持续 1~5 分钟，休息或含服硝酸甘油后可缓解。可因劳累、情绪激动、受寒、饱餐、吸烟等因素诱发。冠心病属于中医"真心痛""胸痹""心悸"等范畴，多因情志内伤、饮食不当、体虚劳倦、感受外邪等，导致心脉瘀阻，气机不畅，心失所养。通过中医食疗，可改善心脏供血功能，促进血液运行，用于防治冠心病有效。

食物选择

（1）宜适量食用谷类、豆类、蔬菜、水果等，如粗粮、大豆、海带、香菇、木耳、紫菜、山楂等。

（2）少食或禁食动物脂肪、动物内脏、蛋黄、蟹黄、软体类及贝壳类等食物，应严格控制食盐的摄入。

（3）属寒凝气滞者，宜食用散寒行气之品，如干姜、薤白、肉桂等。

（4）属痰湿闭阻者，宜食用行气化痰之品，如陈皮、薏米、白术、山药等。

（5）属气滞血瘀者，宜食用行气活血之品，如山楂、三七粉、桃仁、川芎、当归等。

（6）属气血不足者，宜食用补气养血之品，如黄芪、阿胶、红糖、党参、大枣等。

辨证施食

寒凝气滞证

临床表现

心胸疼痛，受寒后诱发，气短，胸闷，甚至胸痛彻背，背痛彻心，畏寒面青，手足不温，舌淡苔白，脉紧。

 治法

行气散寒。

 食疗方

 薤白粥

原料：薤白 10g，大葱 2 根，粳米 200g。

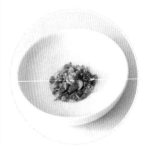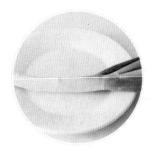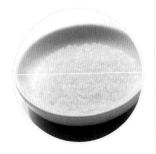

薤白：辛、苦，温。入心、肺、胃、大肠经。通阳散结，行气导滞。

大葱：辛、温。入肺、胃经。发汗解表，散寒通阳。

粳米：甘，平。入脾、胃、肺经。调中和胃，渗湿止泻，除烦。

制法：将薤白、大葱洗净，取葱白切成小段，与粳米同放入砂锅中，加清水适量，用文火煮粥，粥熟即可。

用法：每日 2 次，早晚温服。

现代研究表明，薤白具有抗动脉粥样硬化、抑制血小板聚集、抗血栓、抗氧化等作用，用于防治冠心病有效。

痰湿闭阻证

临床表现

胸闷窒痛，如刺如绞，或轻或重，痛有定处，形体肥胖，身重乏力，舌质暗红苔腻，脉涩或弦滑。

治法

行气化痰。

食疗方

瓜蒌薤白酒

原料：瓜蒌 24g，薤白 12g，白酒 500ml。

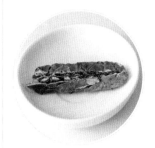 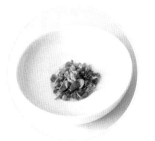 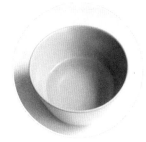

瓜蒌：甘、微苦，寒。入肺、胃、大肠经。清热化痰，宽胸散结，润肠通便。

薤白：辛、苦，温。入肺、胃、大肠经。通阳散结，行气导滞。

白酒：苦、甘、辛，温。入心、肝、肺、胃经。通血脉，行药势。

制法：将瓜蒌洗净打碎，同薤白与酒置于文火上共煮，煮至 200ml，待其晾凉后，滤渣即可。

用法：每次 50ml，每日 2 次，早晚温服。

小贴士

现代研究表明，薤白具有抗动脉粥样硬化、抑制血小板聚集、抗血栓、抗氧化等作用，用于防治冠心病有效；白酒对胸痹也有辅助治疗作用。

气滞血瘀证

◎ 临床表现

胸部满闷，刺痛，痛有定处，心烦不安，或心悸不宁，两胁胀满，善叹息，舌质紫暗，脉细涩或结代。

◎ 治法

理气化瘀。

◎ 食疗方

🍲 川芎酒

原料：川芎 30g，白酒 500ml，白砂糖 30g。

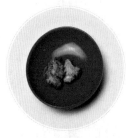

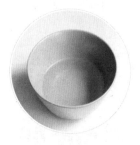

白砂糖

川芎：辛，温。入肝、胆、心包经。活血行气，祛风止痛。

白酒：苦、甘、辛，温。入心、肝、肺、胃经。通血脉，行药势。

制法：川芎洗净，捣为粗末，用纱布袋装好，放入干净的容器中，加入白酒和适量白砂糖浸泡，密封。5天后开启，弃掉药袋，过滤后即可。

用法：每次 50ml，每日 2 次，早晚服。

现代研究表明，川芎含挥发油、生物碱、内酯类及阿魏酸等成分，有明显的降压和扩张血管作用。

楂七饮

原料：山楂 15g，三七粉 3g。

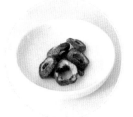

山楂：酸、甘、微温。入脾、胃、肝经。消食化积，行气散瘀。

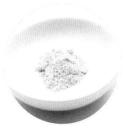

三七粉：甘、微苦，温。入肝、胃经。散瘀止血，消肿定痛。

制法：将山楂切碎，与三七粉同用沸水泡半小时即可。

用法：代茶饮。

现代研究表明，山楂的有效成分为黄酮类化合物，具有降低血清总胆固醇、三酰甘油，改善血液流变学，保护心肌，预防动脉粥样硬化等作用；三七粉中含有三七皂苷、三七多糖、三七素等有效成分，具有抗氧化、降血糖、降血脂等作用，用于治疗冠心病、心绞痛等有效。

气血不足证

◎ 临床表现

胸闷，心前区隐痛，心悸气短，少气懒言，体倦自汗，动则尤甚，面色少华，纳呆，舌淡胖或有瘀斑，脉细弱或结代。

◎ 治法

补益气血。

◎ 食疗方

🍲 党参当归煲虾球

原料：党参10g，当归9g，虾仁200g，粉丝50g，鸡汤500ml，鸡蛋1个，淀粉3g，食盐4g，酱油1g，花椒1g，胡椒粉1g。

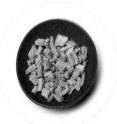

党参：甘，平。入脾、肺经。补脾肺气，生津补血。

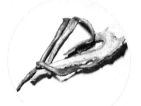

当归：甘、辛，温。入肝、心、脾经。补血调经，活血止痛，润肠通便。

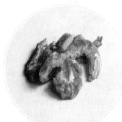

虾仁：甘、咸，温。入肝、肾经。补肾壮阳，滋阴息风。

粉丝：甘，平。入脾、肾经。消肿下气，清热润肺，活血利水，祛风除痹。

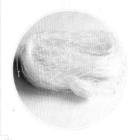

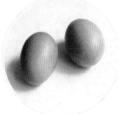

鸡蛋：甘，平。入肺、脾、胃经。滋阴润燥，养血安胎。

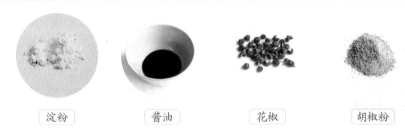

| 淀粉 | 酱油 | 花椒 | 胡椒粉 |

制法：将党参、当归研磨成细粉；虾仁清洗干净，剁成虾泥；花椒研磨成粉，筛去壳及杂质。把虾泥、党参粉、当归粉、淀粉、花椒粉、胡椒粉及调味料放入盆内，加入鸡蛋，搅拌成糊，制成大小适宜的丸子；将鸡汤煮沸，放入粉丝、虾丸，再次烧沸，煮熟即可。

用法：佐餐食用。

现代研究表明，当归具有促进血红蛋白、红细胞生成，抑制血小板凝集，抗心律失常，扩血管、降血压，抗氧化等作用。

🍲 山楂炖牛肉

原料：山楂 10g，牛肉 200g，胡萝卜 200g，大枣 10 枚，红花 6g，大葱 10g，生姜 5g，黄酒 10ml，食盐 4g。

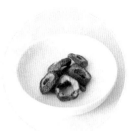

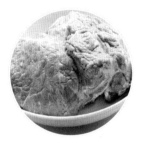

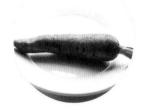

山楂：酸、甘、微温。入脾、胃、肝经。消食化积，行气散瘀。

牛肉：甘，温。入脾、胃经。补脾胃，益气血，强筋骨。

胡萝卜：甘、辛，平。入脾、肝、肺经。健脾和中，滋肝明目，化痰止咳，清热解毒。

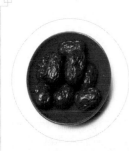

大枣：甘，温。入脾、胃、心经。补中益气，养血安神。

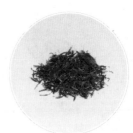

红花：辛，温。入心、肝经。活血通经，散瘀止痛。

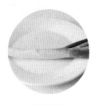

大葱

生姜

黄酒

制法：将山楂洗净去核，切成碎块；胡萝卜洗净，切成 1cm³ 的小丁；红花洗净，去杂质；牛肉洗净，用开水焯一下，晾凉后切成 3cm³ 的块，备用。大葱、生姜洗净，大葱切段，生姜切片。将牛肉、大葱、生姜、黄酒及食盐放入砂锅内，注入 1000ml 的清水，用中火煮 20 分钟后，再加入高汤 1000ml，中火烧沸后放入处理好的山楂、大枣、红花及胡萝卜，用文火炖煮 1 小时，调味即可。

用法：佐餐食用。

现代研究表明，山楂的有效成分为黄酮类化合物，具有降低血清总胆固醇、三酰甘油，改善血液流变学，保护心肌，抗动脉粥样硬化等作用；红花中含有红花苷及红花黄色素，用于防治冠心病、心脏期前收缩有一定作用。

七、高血压

(概)(述)

    高血压是以体循环动脉血压高于正常（收缩压 90~140mmHg，舒张压 60~90mmHg）为主的一种临床综合征，有继发性与原发性之分。继发性高血压又称为症状性高血压，是由某些疾病如肾小球肾炎、嗜铬细胞瘤、主动脉狭窄等引起，这些疾病如果治愈，血压就会恢复正常。原发性高血压即通常所说的高血压病，是以持续性动脉血压增高为主要表现的全身慢性血管性疾病，会引起血管、心、脑、肾等器官功能性或器质性改变。本病早期常无典型症状，有的仅表现为头晕、头痛、失眠、记忆力减退、乏力、烦闷等。随着病情的发展，可出现心、脑、肾等重要脏器的损害，是冠心病、脑卒中等疾病的主要危险因素。高血压属于中医"眩晕""头痛"等范畴。早期高血压患者搭配中医食疗，可平衡阴阳，调和气血，对高血压的早期防治具有一定的疗效。

(食)(物)(选)(择)

    （1）宜低食盐饮食，每日少于4g；控制脂肪的摄入，多吃蔬菜、水果、菌类及豆制品等食物；忌烟、酒等刺激性食物。

    （2）属肝火上炎者，宜食用清肝泻火之品，如决明子、菊花、芹菜、天麻等。

    （3）属痰湿内阻者，宜食用祛痰化湿之品，如胡萝卜、芹菜、菠菜、陈皮、荷叶、赤小豆、冬瓜等。

    （4）属肝肾阴虚者，宜食用滋补肝肾之品，如核桃仁、木耳、桑椹、枸杞子、豇豆、黑芝麻等。

肝火上炎证

◎ 临床表现

头痛，眩晕，失眠，性格急躁，口干苦，面红耳赤，大便干燥，舌红苔黄腻，脉弦数。

◎ 治法

清肝泻火。

◎ 食疗方

菊花肉片

原料：鲜菊花瓣 100g，猪肉 600g，鸡蛋 2 个，黄酒 3g，淀粉 2g，食盐 3g。

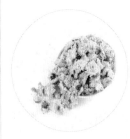

菊花：辛、甘、苦、微寒。入肺、肝经。疏散风热，平抑肝阳，清肝明目，清热解毒。

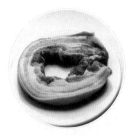

猪肉：甘、咸，微寒。入脾、胃、肾经。补肾养血，滋阴润燥。

鸡蛋：甘，平。入肺、脾、胃经。滋阴润燥，养血安胎。

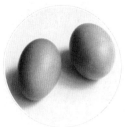

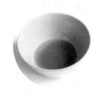

黄酒

淀粉

制法：将菊花瓣用清水轻轻洗净，猪肉洗净切成薄片，备用；将鸡蛋放入碗中打散，加入淀粉、黄酒、食盐，调和成糊状，放入切好的肉片拌匀，腌制入味。将锅烧热，倒入适量食用油，烧至七成熟，放入肉片，炸至金黄色捞出；锅内留少许油，放入大葱、生姜煸炒片刻，加入已经炸好的肉片、清汤及菊花瓣轻轻翻炒均匀，出锅即可。

用法：佐餐食用。

现代研究表明，菊花中含有挥发油、菊苷、黄酮类等成分，具有抗氧化、降血压、强心等作用，用于治疗冠心病、高血压病等有效。

痰浊内阻证

◎ 临床表现

头胀，头晕，头痛，胸脘胀闷，呕恶痰涎，身体困重，形体肥胖，舌胖边有齿痕苔腻，脉弦滑。

◎ 治法

健脾除湿。

◎ 食疗方

海带冬瓜薏仁汤

原料：海带 20g，冬瓜 200g，薏苡仁 30g，蜂蜜 30ml。

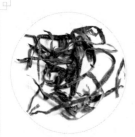

海带：咸，寒。入肝、胃、肾经。消痰软坚散结，利水消肿。

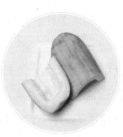

冬瓜：甘、淡，微寒。入肺、大肠、小肠、膀胱经。利尿，清热，化痰，生津，解毒。

薏苡仁：甘、淡，凉。入脾、胃、肺经。利水渗湿，健脾除痹，清热排脓。

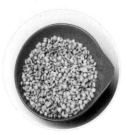

蜂蜜：甘，平。入肺、脾、大肠经。补中，润燥，止痛，解毒。

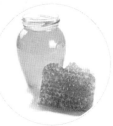

制法：海带放入清水中浸泡后洗净切成细条状；冬瓜洗净切成小块，与淘净的薏苡仁同入砂锅，加水煮至薏苡仁熟烂，调入海带条、蜂蜜拌匀，文火煨煮至沸即可。

用法：佐餐食用。

现代研究表明，海带有降压作用；薏苡仁有利尿、降血糖等作用。

🍲 山药芡实薏苡仁粥

原料：山药 100g，芡实 10g，薏苡仁 30g。

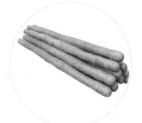

山药：甘，平。入脾、肺、肾经。益气养阴，补脾肺肾，固精止带。

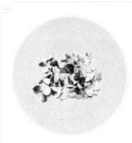

芡实：甘、涩、平。入脾、肾经。益肾固精，健脾止泻，除湿止带。

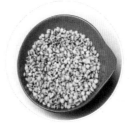

薏苡仁：甘、淡、凉。入脾、胃、肺经。利水渗湿，健脾除痹，清热排脓。

制法：山药去皮，洗净，与芡实、薏苡仁一同放入锅中，加入清水1000ml，用武火将其烧开后，再改用文火煮至原料熟烂即可。

用法：早晚 2 次温服。

现代研究表明，薏苡仁具有利尿、降血糖等作用。

🍲 茯苓薏仁老鸭汤

原料：老鸭 600g，冬瓜（去瓤）750g，陈皮 6g，茯苓 20g，薏苡仁 20g，枸杞 10g，食盐 6g，黄酒 30g，白胡椒粉 1g，大葱 30g，生姜 25g，花生油 40g。

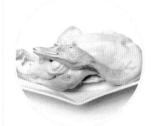

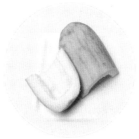

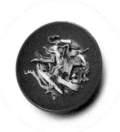

老鸭：甘，凉。入肺、脾、胃、肾经。大补虚劳，滋阴降火，利水消肿，养胃生津，止咳自惊。

冬瓜：甘、淡，微寒。入肺、大肠、小肠、膀胱经。利尿，清热，化痰，生津，解毒。

陈皮：辛、苦，温。入肺、脾经。理气健脾，燥湿化痰。

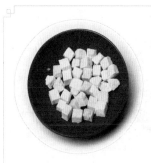

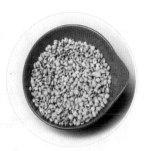

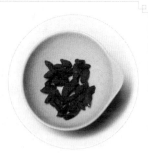

茯苓：甘、淡，平。
入心、脾、肾经。利水渗
湿，健脾，宁心。

薏苡仁：甘、淡，凉。
入脾、胃、肺经。利水渗
湿，健脾除痹，清热排脓。

枸杞：甘，平。入
肝、肾经。滋补肝肾，
益精明目。

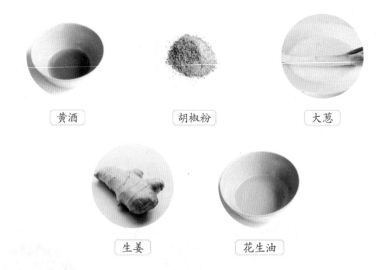

黄酒　　　　胡椒粉　　　　大葱

生姜　　　　花生油

制法：将老鸭去除内脏、鸭头、鸭尾，洗净切成大块，放入沸水中焯烫后取出，清水洗净；陈皮、枸杞子、茯苓、薏苡仁分别用清水浸泡至软；带皮冬瓜洗净，切成 5cm 左右的厚片，备用。锅内放入食用油烧热，加入大葱、生姜块炝锅，下鸭块煸炒片刻，放入黄酒、足量的水、冬瓜，武火烧开撇去浮沫，再加入陈皮、茯苓、薏苡仁，片刻转入砂锅，文火炖约 80 分钟，至鸭肉熟烂，入枸杞略煮片刻，下食盐、白胡椒粉调味即可。

用法：佐餐食用。

肝肾阴虚证

◎ 临床表现

头晕目眩，腰酸腿软，五心烦热，失眠，耳鸣，舌质干红，少苔或无苔，脉弦细。

◎ 治法

补益肝肾。

◎ 食疗方

枸杞丹参饮

原料：枸杞 15g，丹参 15g，蜂蜜 15g。

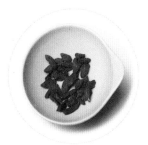 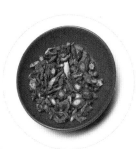 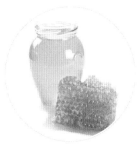

枸杞：甘，平。入肝、肾经。滋补肝肾，益精明目。

丹参：苦，微寒。入心、心包、肝经。活血调经，祛瘀止痛，凉血消痈，除烦安神。

蜂蜜：甘，平。入肺、脾、大肠经。补中，润燥，止痛，解毒。

制法：将丹参用清水洗净，放入砂锅中，注入适量清水，煎煮两次，每次煎煮 30 分钟左右，去渣取汁加入枸杞，药汁晾至常温，加入适量蜂蜜调味饮用即可。

用法：代茶饮。

现代研究表明，枸杞具有抗衰老、抗疲劳、调节免疫功能等作用。

八、老年性痴呆

概述

老年性痴呆是老年期发生的呈进行性发展的致死性神经退行性疾病，其临床特点为计算力、记忆力、定向力和判断力障碍，个性改变，自制力丧失，同时可继发其他精神症状。西医学认为，这种改变是因脑神经细胞本身的原发变化或萎缩所引起的。属于中医学"痴呆""心悸""眩晕""健忘""失眠"等范畴，主要由先天禀赋不足、年老体衰、肝肾亏虚、脑髓失养或痰瘀阻滞脑窍等所致。在老年性痴呆的防治中，配合中医食疗，对其症状的延缓及改善有一定疗效。

食物选择

（1）属肝肾亏虚者，宜食用滋补肝肾之品，如龙眼肉、瘦肉、枸杞、松子、桑椹等。

（2）属脾肾不足者，宜食用温补脾肾之品，如扁豆、粳米、羊肉、泥鳅、山药、核桃等。

（3）属痰气交阻者，宜食用理气化痰之品，如白萝卜、丝瓜、冬瓜、茯苓、赤小豆等。

（4）属气滞血瘀者，宜食用理气活血化瘀之品，如山楂、丹参、三七粉等。

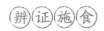

肝肾亏虚证

◎ **临床表现**

神情淡漠，反应迟钝，言语迟缓，语无伦次，健忘，生活不能自理，腰膝酸软，耳鸣耳聋，舌红苔少，脉弦细或细弱。

◎ **治法**

补益肝肾。

◎ **食疗方**

山楂枸杞饮

原料：山楂 15g，枸杞 15g。

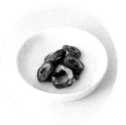

山楂：酸、甘，微温。入脾、胃、肝经。消食化积，行气散瘀。

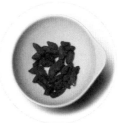

枸杞：甘，平。入肝、肾经。滋补肝肾，益精明目。

制法：山楂切薄片，与枸杞一同放入保温杯中，沸水冲泡 30 分钟即可。

用法：代茶饮。

现代研究表明，山楂的有效成分为黄酮类化合物，具有降低血清总胆固醇、三酰甘油，抗动脉粥样硬化等作用。枸杞具有抗衰老、抗疲劳、调节免疫功能等作用。

🍲 肉苁蓉鹌鹑汤

原料：鹌鹑 2 只，肉苁蓉 30g，五味子 18g，枸杞 30g，食盐 4g。

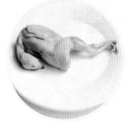

鹌鹑：甘，平。入大肠、心、肝、脾、肺、肾经。补中气，强筋骨，止泻痢。

肉苁蓉：甘、咸，温。入肾、大肠经。补肾阳，益精血，润肠通便。

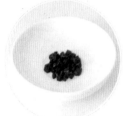

五味子：酸、甘，温。入肺、肾、心经。收敛固涩，益气生津，补肾宁心。

枸杞：甘，平。入肝、肾经。滋补肝肾，益精明目。

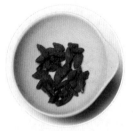

制法：将鹌鹑去毛、内脏，切块；肉苁蓉、五味子、枸杞洗净。将全部原料放入锅中，加清水适量，武火烧沸，再改用文火煮 2 小时，调味即可。

用法：佐餐食用。

现代研究表明，枸杞具有抗衰老、抗疲劳、调节免疫功能等作用。

脾肾不足证

○ 临床表现

表情呆板，行动迟缓，终日寡言不动，傻哭傻笑，饮食减少，腰膝酸软，舌淡苔薄白，脉沉细。

○ 治法

调补脾肾。

○ 食疗方

羊骨莲子粥

原料：羊骨 500g，莲子 10g，粳米 100g，大葱 2 根，生姜 3 片，食盐 3g。

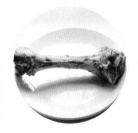

羊骨：甘，温。入肾经。补肾强骨，止血。

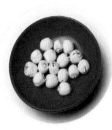

莲子：甘、涩，平。入脾、肾、心经。益肾固精，补脾止泻，止带，养心安神。

粳米：甘，平。入脾、胃、肺经。调中和胃，渗湿止泻，除烦。

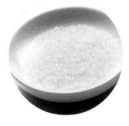

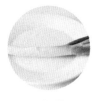

大葱

生姜

制法：将羊骨洗净砸碎，加水煮汤，文火煮 1 小时后，再与洗净的莲子、粳米共煮为粥，加入大葱、生姜、食盐调味即可。

用法：每日 1 次，温服。

小 贴 士

现代研究表明，羊骨含有丰富的磷酸钙、碳酸钙、骨胶原等成分，用于辅助治疗血小板减少性紫癜、再生障碍性贫血、筋骨疼痛、腰软乏力、白浊、淋证等有较好的效果。

茯苓益智补脑方

原料：胡桃肉 10g，茯苓、酸枣仁、龙眼肉各 6g。

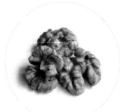
胡桃肉：甘，温。入肺、肾、大肠经。补肾固精，温肺定喘，润肠通便。

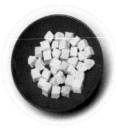
茯苓：甘、淡，平。入心、脾、肾经。利水渗湿，健脾，宁心。

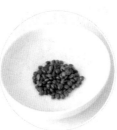
酸枣仁：甘、酸，平。入心、肝、胆经。养心益肝，安神，敛汗，生津。

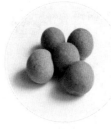
龙眼肉：甘，温。入心、脾经。补益心脾，养血安神。

制法：酸枣仁打碎，再纱布扎紧放入水中先煎煮 30 分钟，再加入胡桃肉、茯苓、龙眼肉同煎，煮熟后取出纱布包即可。

用法：每日 2 次，早晚温服。

小 贴 士

现代研究表明，胡桃肉有消炎杀菌、养护皮肤、补虚强体、防癌抗癌之功效；龙眼肉又称桂圆肉，含有丰富的维生素和钾、镁、铜，对中老年而言，有保护血管、防止血管硬化的作用。

痰气交阻证

临床表现

终日不言不语，哭笑无常，胸闷不舒，身重喜睡，苔白腻，脉弦滑。

治法

理气宁心，化痰通窍。

食疗方

远志枣仁粥

原料：远志、酸枣仁各 10g，粳米 100g。

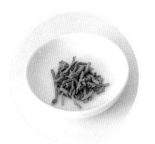 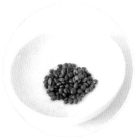 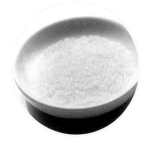

远志：苦、辛，微温。入心、肺、肾经。安神益智，化痰开窍，消痈肿。

酸枣仁：甘、酸，平。入心、肝、胆经。养心益肝，安神，敛汗，生津。

粳米：甘，平。入脾、胃、肺经。调中和胃，渗湿止泻，除烦。

制法：粳米淘净，加水适量，煮沸后加入远志、枣仁，继续熬煮成粥即可。

用法：睡前 30 分钟服用。

气滞血瘀证

临床表现

表情淡漠，善惊善恐，妄言离奇，舌质紫暗或有瘀点瘀斑，脉细涩。

治法

行气化瘀。

食疗方

山楂粥

原料：山楂 50g，粳米 100g，白砂糖 15g。

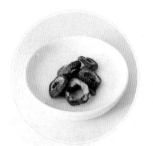
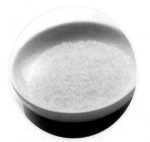

白砂糖

山楂：酸、甘，微温。入脾、胃、肝经。消食化积，行气散瘀。

粳米：甘，平。入脾、胃、肺经。调中和胃，渗湿止泻，除烦。

制法：山楂洗净去籽切薄片，备用。粳米洗净入锅，加适量水煮至米半熟，放入山楂片继续熬煮成粥，食用时加入白砂糖即可。

用法：每日2次，早晚温服。

现代研究表明，山楂的有效成分为黄酮类化合物，具有降低血清总胆固醇、三酰甘油，抗动脉粥样硬化等作用。

九、糖尿病

概述

糖尿病是由于胰岛素的相对或绝对缺乏引起的代谢紊乱的一种常见病，临床中以高血糖为主要特点，长期的高血糖会引起心、脑、肾、眼、神经、血管等组织的损伤及功能障碍。典型的临床表现有"三多一少"症状，即多食、多饮、多尿和体重减少。属于中医"消渴"范畴，多由于饮食失节、情志不调、禀赋不足、劳倦所伤等导致阴津亏损，燥热偏胜。阴虚为本，燥热为标。消渴日久，会导致阴损及阳，阴阳俱虚，或病久入络，血脉瘀滞等病理变化。日常生活中，注重合理饮食，可预防糖尿病的发生；患糖尿病后，加强中医食疗养生，可有效降低血糖，防治糖尿病并发症。

食物选择

（1）糖尿病患者应注重膳食营养平衡，食物的选择应多样化，以谷类为基础，荤素搭配；控制每日总热量的摄入，保持理想的体重，减少或禁忌单糖及双糖食物，限制脂肪食物，选择优质蛋白，高膳食纤维饮食，减少食盐摄入。忌烟、酒、辛辣食物。

（2）糖尿病患者饮食应注意定时定量、吃干不吃稀（宜吃米饭、馒头、饼等，不宜食粥、面汤等）、吃绿不吃红（多吃绿叶蔬菜，如菠菜、芹菜等；少吃含糖量高的水果，如西瓜、柿子等）。

（3）属肺热津伤者，宜食用润肺生津之品，如芦根、荸荠、梨、藕等。

（4）属气阴亏虚者，宜食用益气养阴之品，如乌梅、粳米、葛根、山药、天花粉等。

（5）属肾阴亏虚者，宜食用滋补肾阴之品，如核桃、黑豆、海参、枸杞、地骨皮等。

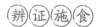

肺热津伤证

◎ 临床表现

口舌干燥，口渴多饮，烦热多汗，尿频量多，舌边尖红苔薄黄，脉洪数。

◎ 治法

润肺生津。

◎ 食疗方

莲子百合燕窝

原料：莲子 10g，百合 15g，大枣 10 枚，燕窝 10g。

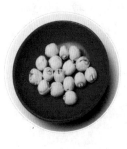

莲子：甘、涩、平。入脾、肾、心经。益肾固精，补脾止泻，止带，养心安神。

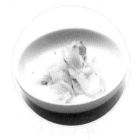

百合：甘，微寒。入肺、心、胃经。润肺养阴，清心安神。

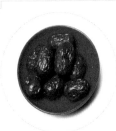

大枣：甘，温。入脾、胃、心经。补中益气，养血安神。

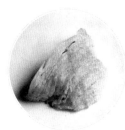

燕窝：甘，平。入肺、胃、肾经。养阴润燥，益气补中。

制法：莲子发透去心，百合洗净撕成瓣状，燕窝发透，大枣去核；将以上原料放入蒸杯中，加水 70ml，放入蒸笼内，武火蒸 50 分钟即可。

用法：每日 2 次，早晚温服。

现代研究表明，百合除了含有丰富的蛋白质、钙、磷、铁和维生素 B 之外，还含有特殊的营养成分，如秋水仙碱和多种生物碱，有良好的营养滋补作用，而且还对气候干燥引起的多种季节性疾病有一定的防治作用。

川贝糯米梨

原料：鸭梨 2 个（约 300g），川贝母 6g，糯米 100g，花生油 10g，桂花 3g，淀粉 20g。

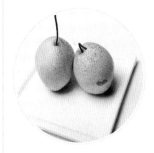

鸭梨：甘，寒。入肺、胃、心经。化痰止咳，清热除烦，润肺生津。

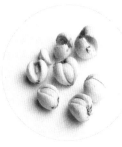

川贝母：苦、甘，微寒。入肺、心经。清热化痰，润肺止咳，散结消肿。

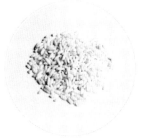

糯米：甘，温。入脾、胃、肺经。补中益气，健脾止泻，缩尿，敛汗。

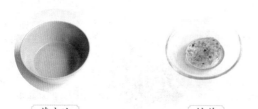

花生油　　　　桂花

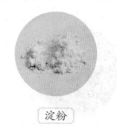

淀粉

制法：川贝母研成细末，鸭梨去皮挖核，将川贝母装入梨内，放入碗中备用。糯米淘净放入另一碗中，加清水上屉蒸烂后，加入白砂糖、桂花和花生油拌匀，把拌好的糯米饭放入装梨的碗内，油纸封住，上屉蒸1小时，取下扣入盘中。锅中放清水，水开后用湿淀粉勾成稀流芡，浇在糯米、梨上即可。

用法：佐餐食用。

气阴亏虚证

◎ 临床表现

口渴引饮，能食与便溏并见，四肢乏力，精神不振，舌质淡红，脉弱。

◎ 治法

益气养阴。

◎ 食疗方

🍲 生地麦冬炖猪肚

原料：生地10g，麦冬10g，猪肚100g，胡萝卜100g，大葱10g，生姜3g，黄酒10ml，食盐3g。

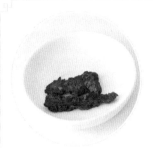

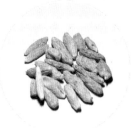

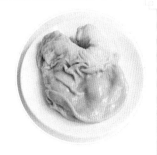

生地：甘、苦，寒。入心、肝、肾经。清热凉血，养阴生津。

麦冬：甘、微苦，微寒。入肺、心、胃经。润肺养阴，益胃生津，清心除烦。

猪肚：甘，温。入脾、胃经。补虚损，健脾胃。

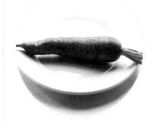

胡萝卜：甘、辛，平。入脾、肝、肺经。健脾和中，滋肝明目，化痰止咳，清热解毒。

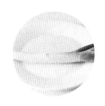

大葱　　　　　　　生姜　　　　　　　黄酒

　　制法：猪肚用食盐反复搓洗干净，去腥臊味后，切成 3cm^3 的块；麦冬去心洗净；生地切片；胡萝卜洗净，切成 4cm^3 的块；生姜拍松，大葱切段。将以上原料和黄酒一同放入炖锅内，加清水 1000ml，武火烧沸，文火炖 1 小时，入盐调味即可。

用法：佐餐服。

小贴士

现代研究表明，猪肚中含有胃泌素、胃蛋白酶等成分，对胃肠道黏膜和胰腺均有营养作用。

肾阴亏虚证

⊙ **临床表现**

尿频尿多，浑浊如脂膏，乏力，腰膝酸软，头晕耳鸣，唇干舌燥，舌红少苔，脉细数。

⊙ **治法**

滋阴固肾。

⊙ **食疗方**

🍲 沙参天冬炖老鸭

原料：北沙参 10g，天冬 15g，黄精 10g，老鸭 1000g，黄酒 10ml，大葱 10g，生姜 5g，食盐 6g，冬菇 20g。

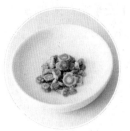

北沙参：甘、微苦，微寒。入肺、胃经。养阴清肺，益胃生津。

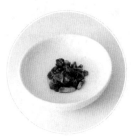

天冬：甘、苦，寒。入肺、肾、胃经。养阴润燥，清肺生津。

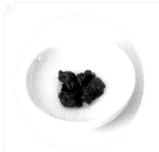

黄精：甘，平。入脾、肺、肾经。补气养阴，健脾，润肺，益肾。

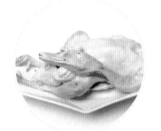

老鸭：甘，凉。入肺、脾、胃、肾经。大补虚劳，滋阴降火，利水消肿，养胃生津，止咳自惊。

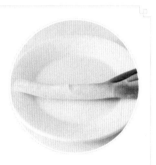

大葱：辛、温。入肺、胃经。发汗解表，散寒通阳。

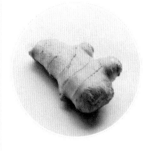

生姜：辛，温。入肺、脾、胃经。解表散寒，温中止呕，温肺止咳。

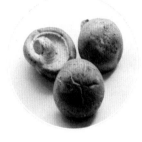

冬菇：甘、平。入肝、胃经。扶正补虚，健脾开胃，祛风透疹，化痰理气，解毒，抗癌。

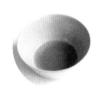

黄酒

制法：老鸭切块，冬菇用水发透，切两半；沙参、天冬、黄精切片；生姜拍松，大葱切段。将上述原料一同放入炖锅中，加水 2000ml，武火烧沸，撇去浮沫，文火炖 2 小时。

用法：佐餐食用。

老鸭是暑天的清补佳品，被称为"妙药"，营养丰富。

🍲 黄精炖海参

原料：黄精 12g，海参 50g，火腿肉 20g，冬菇 20g，大枣 5 枚，酱油 10ml，食盐 3g，鸡汤 200ml。

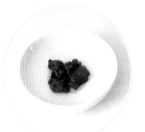

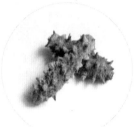

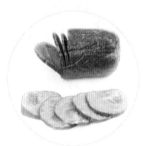

黄精：甘，平。入脾、肺、肾经。补气养阴，健脾，润肺，益肾。

海参：甘、咸，平。入肾、肺经。补肾益精，养血润燥，止血。

火腿肉：甘、咸，温。入脾、胃、肾经。补肾养血，滋阴润燥。

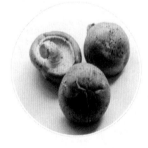

大枣

酱油

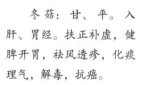

冬菇：甘、平。入肝、胃经。扶正补虚，健脾开胃，祛风透疹，化痰理气，解毒，抗癌。

制法：水发海参洗净，切成长条，大枣洗净去核；黄精切片，火腿切片，冬菇切片。将海参装入蒸盆，抹上食盐、酱油，把大枣、黄精、冬菇放在海参上面，火腿放旁边，加入鸡汤，一同置于蒸笼内，武火蒸制 45 分钟即可。

用法：每 3 日 1 次，每次吃海参 25~30g。

海参营养丰富，具有提高记忆力、延缓性腺衰老、防止动脉硬化及抗肿瘤的作用。

第二节　外科疾病

一、痔疮

概述

肛门内外出现的肉状突出物称为痔，又称痔核，因痔核常出现肿痛、瘙痒、流水、出血等症状，所以统称为痔疮。西医学认为，痔疮是直肠下端黏膜下和肛管皮下的静脉丛由于便秘、饮食刺激、久站久坐等各种原因扩大曲张而形成的静脉团块。根据其发生位置，可分为内痔、外痔、混合痔 3 种。痔疮给人们的生活带来了许多不便，重者则严重影响人们的健康。通过日常饮食调理，配合中医食疗保健，可改善痔疮的不适症状，减少痔疮的复发。

食物选择

（1）多食水果、蔬菜、豆类等富含维生素及膳食纤维的食物，如香蕉、苹果、芹菜、黄豆、蜂蜜等；忌食辛辣刺激性的食物，如辣椒、生姜、大蒜等。

（2）属湿热蕴结者，宜多食清热祛湿之品，如赤小豆、豆腐、冬瓜、丝瓜、空心菜、莴苣、马齿苋、鱼腥草、蕨菜、无花果、香蕉等。

（3）属气血不足者，宜多食补气养血之品，如大枣、葡萄、黑芝麻、鸡肉、鸡肝、牛肉、猪肝、猪血、猪蹄、牛奶、海参、鳜鱼等。

辨证施食

湿热蕴结证

临床表现

痔疮肿胀痛痒，大便不爽，气味臭秽或便血鲜红，口苦口干，胸脘满闷，小便黄，舌红苔黄腻，脉滑数。

治法

清热祛湿。

食疗方

马齿苋槐角膏

原料：马齿苋、槐角各 1500g。

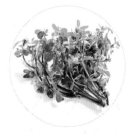

马齿苋：酸，寒。入大肠、肝经。清热解毒，凉血止血，止痢。

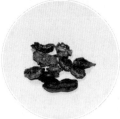

槐角：苦，微寒。入肝、大肠经。清肝泻火，凉血止血，润肠通便。

制法：马齿苋煎煮取汁熬膏，槐角焙干研末，加入膏内即可。

用法：每日 2 次，每次服 9g，白开水送服。

拌马齿苋鱼腥草

原料：马齿苋、鱼腥草各 250g，食盐 3g，香油 8g。

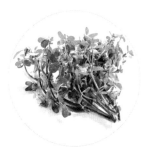

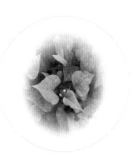

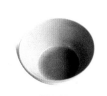

香油

马齿苋：酸，寒。入大肠、肝经。清热解毒，凉血止血，止痢。

鱼腥草：辛，微寒。入肺经。清热解毒，排脓消痈，利尿通淋。

制法：马齿苋、鱼腥草同入开水中焯过，捞出加食盐、香油拌匀即可。

用法：佐餐食用。

现代研究表明，马齿苋中含有大量去甲肾上腺素，具有抗菌、降低胆固醇、促进上皮细胞功能的正常化及促进溃疡愈合等作用；鱼腥草具有抗菌、抗病毒、增强免疫等作用。

气血不足证

临床表现

痔疮脱出，便血色淡，神疲乏力，面色无华，舌淡苔薄白，脉细。

◈ 治法

补气养血。

◈ 食疗方

🫕 党参无花果炖猪肉

原料：党参 50g，无花果 200g，猪肉 500g，食盐 6g。

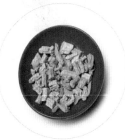 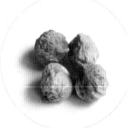 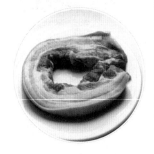

党参：甘，平。入脾、肺经。补脾肺气，生津补血。

无花果：甘，凉。入肺、胃、大肠经。清热生津利咽，健脾开胃清肠，解毒消肿。

猪肉：甘、咸，微寒。入脾、胃、肾经。补肾养血，滋阴润燥。

制法：猪肉洗净切块，党参、无花果洗净，一同放入锅内炖煮，加食盐调味，至猪肉熟烂即可。

用法：佐餐食用。

🫕 黄芪鳝鱼粥

原料：黄芪 20g，粳米 50g，黄鳝 100g，食盐 3g，香油 5g。

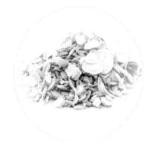

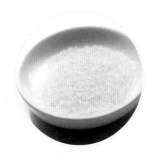

黄芪：甘，微温。入脾、肺经。补气健脾，升阳举陷，益卫固表，利尿消肿，托毒生肌。

粳米：甘，平。入脾、胃、肺经。调中和胃，渗湿止泻，除烦。

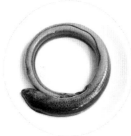

黄鳝：甘，温。入肝、脾、肾经。益气血，补肝肾，强筋骨，祛风湿。

香油

制法：黄芪煎水去渣取汁，鳝鱼去内脏及头，洗净切片，与粳米用黄芪药汁共煮为粥，加入食盐、香油调味即可。

用法：每日分 2 次温服。

生姜汁花生菠菜

原料：生姜 15g，花生 50g，菠菜 80g，胡萝卜 60g，黑芝麻 10g，食盐 3g，香油 5g。

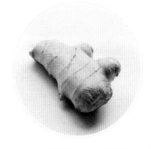

生姜：辛，温。入脾、胃、肺经。散寒解表，降逆止呕，化痰止咳。

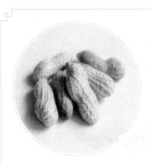

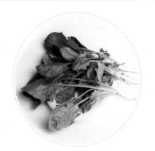

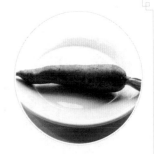

花生：甘，平。入脾、肺经。健脾和胃，润肺化痰。

菠菜：甘，平。入肝、胃、大肠、小肠经。养血，止血，平肝，润燥。

胡萝卜：甘、辛，平。入脾、肝、肺经。健脾和中，滋肝明目，化痰止咳，清热解毒。

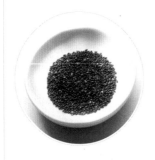

黑芝麻：甘，平。入肝、脾、肾经。补益肝肾，养血益精，润肠通便。

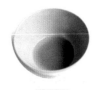

香油

制法：菠菜洗净切段，胡萝卜洗净切丝，加入花生、黑芝麻、生姜汁、食盐、香油拌匀即可。

用法：佐餐食用。

二、骨折迟缓愈合

概述

骨折迟缓愈合是指有些患者骨折后愈合速度较慢，超出同类骨折正常临床愈合时间一倍以上。中医学认为肾主骨、生髓，肾为先天之本，脾胃为后天之本，先天之精有赖于后天水谷精微的充养，故食疗当以补肾健脾为主，以促进骨折早日愈合。

食物选择

宜多食补肾健脾之品，如山药、扁豆、大枣、小麦、黑米、黑木耳、黑芝麻、莲子、板栗、乌骨鸡、鸽子、鹌鹑、猪肾、黄花鱼、海参、牡蛎、泥鳅、鳖、鳜鱼、鲤鱼等。忌大温大热、肥甘厚腻之品。

辨证施食

○ 临床表现

骨折处有疼痛、压痛和纵轴叩击痛，异常活动，X线显示骨折端无骨痂或骨痂较少，骨折线不消失，可伴有神疲乏力，面色无华、食欲不佳、舌淡苔薄白、脉沉等全身症状。

○ 治法

补肾健脾。

○ 食疗方

骨碎补猪骨汤

原料：丹参、骨碎补各 30g，黄豆 150g，猪长骨 1000g，黄酒 20g，大葱 10g，生姜 10g，花椒 10g，食盐 6g，酱油 10g。

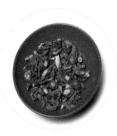

丹参：苦，微寒。入心、心包、肝经。活血调经，祛瘀止痛，凉血消痈，除烦安神。

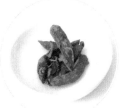

骨碎补：苦，温。入肝、肾经。活血续伤，补肾强骨。

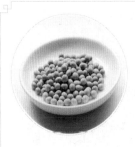
黄豆：甘，平。入脾、胃、大肠经。宽中导滞，健脾利水，解毒消肿。

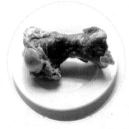
猪长骨：甘、咸，平。入脾、胃、大肠经。补脾润肠，生津养血。

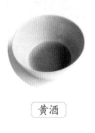
黄酒

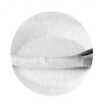
大葱

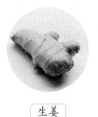
生姜

花椒

酱油

制法：丹参洗净晒干，切碎，装入纱布袋扎紧，黄豆洗净，温水中泡1小时，鲜猪长骨砸断，放入砂锅，加水煮沸去沫，加入黄酒、黄豆及其浸泡液，放入丹参药袋，武火煨40分钟，取出药袋，加大葱、生姜，改用文火煨至豆熟烂，加调味品调味拌匀即可。

用法：每日2次，适量常服。

🍲 板栗焖鸡

原料：板栗300g，嫩母鸡1只，黄酒10g，食盐5g，花椒8g。

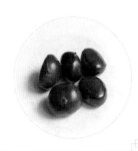

板栗：甘、微咸，平。入脾、肾经。益气健脾，补肾强筋，活血消肿，止血。

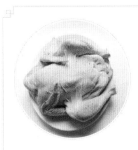

母鸡：甘，温。入脾、胃经。温中益气，补精填髓。

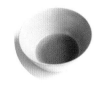

黄酒

花椒

制法：板栗去壳取肉，母鸡去毛及内脏，洗净切块，放入砂锅中，加调味品调味，炖至鸡酥栗软烂即可。

用法：佐餐食用。

🍲 黄芪大枣汤

原料：黄芪 20g，大枣 5 枚。

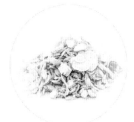

黄芪：甘，微温。入脾、肺经。补气健脾，升阳举陷，益卫固表，利尿消肿，托毒生肌。

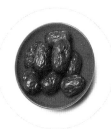

大枣：甘，温。入脾、胃、心经。补中益气，养血安神。

制法：上二味煮汤，或取汁即可。

用法：代茶饮。

🍲 杜仲续断猪蹄汤

原料：杜仲、续断各 12g，猪蹄 1 只，生姜 10g，大葱 10g，黄酒 10g，食盐 4g。

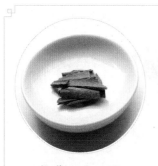
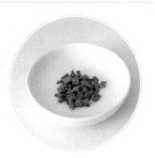
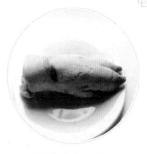

杜仲：甘，温。入肝、肾经。补肝肾，强筋骨，安胎。

续断：苦、辛，微温。入肝、肾经。补益肝肾，强筋健骨，止血安胎，疗伤续折。

猪蹄：甘、咸，平。入胃经。补气血，润肌肤，通乳汁，托疮毒。

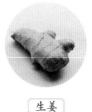

生姜

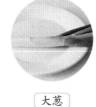

大葱

黄酒

制法：猪蹄去毛洗净，斩段，放入锅内，加水烧开，去浮沫，放入杜仲、续断、生姜、大葱、黄酒，武火煮3小时，食盐调味即可。

用法：吃猪蹄喝汤。

三、湿疹

（概）（述）

　　湿疹是以皮损对称分布，多形损伤，剧烈瘙痒，有渗出倾向，反复发作，易成慢性等特点为临床表现的过敏性炎症性皮肤病。分为急性、亚急性、慢性三期。湿疹病因较复杂，常由感染、内分泌失调、精神紧张、气候环境变化等内外因素相互作用引起。中医认为，湿疹是由于饮食失调、感受外邪、情志所伤等导致血虚风燥，湿热困脾，风湿热邪郁于肌表。中医食疗对于湿疹的防治可从调理出发，提高机体抗敏能力，减少湿疹的复发。

⓪⓪⓪⓪ **食物选择**

（1）属湿热蕴结者，宜食清热解毒祛湿之品，如冬瓜、黄瓜、芹菜、苋菜、洋白菜、空心菜、黄花菜、莴苣、茭白、莴笋、绿豆、草莓、香蕉、西瓜、甜瓜、猕猴桃等。

（2）属脾虚湿困者，宜食健脾祛湿之品，如大麦、薏米、黄豆、黑豆、蚕豆、白扁豆、豇豆、荔枝等。

（3）属血虚风燥者，宜食养血润燥之品，如菠菜、木耳、桃、桑椹、黑芝麻、松子仁、猪肉、牛奶、鸡蛋、海参等。

⓪⓪⓪⓪ **辨证施食**

湿热蕴结证

○ **临床表现**

发病快，病程短，皮损潮红有丘疱疹，灼热瘙痒，抓破后流脂水。可伴有心烦口渴、大便干、小便短赤、舌红苔黄腻、脉滑数等全身症状。

○ **治法**

清热解毒祛湿。

○ **食疗方**

🍲 **莲藕炒豆芽**

原料：莲子 50g，鲜藕 100g，绿豆芽 150g，花生油 10g，盐 3g。

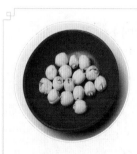

莲子：甘、涩，平。入脾、肾、心经。益肾固精，补脾止泻，止带，养心安神。

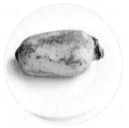

鲜藕：甘，寒。入心、肝、脾、胃经。清热生津，凉血，散瘀，止血。

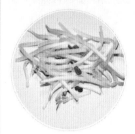

绿豆芽：甘，凉。入心、胃经。清热消暑，解毒利尿。

花生油

制法：水发莲子加水煮汤，备用；藕洗净切丝，用热油煸炒至七分熟，加入绿豆芽、莲子及水，加食盐调味，炒熟即可。

用法：每日1次，佐餐食用。

尤适宜于肥胖者。

🍲 肉丝炒芹菜

原料：猪肉200g，芹菜500g，花生油15g，食盐3g。

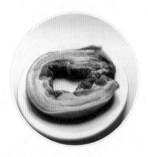

猪肉：甘、咸，微寒。入脾、胃、肾经。补肾养血，滋阴润燥。

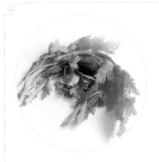

芹菜：甘、辛、微苦，凉。入肝、胃、肺经。平肝，清热，祛风，利水，止血，解毒。

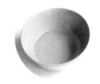

花生油

制法：芹菜洗净切丝，入开水焯过，捞出待用；猪肉切丝，待锅内油热时先炒肉丝，后下芹菜翻炒至肉熟，加入食盐调味即可。

用法：每日 1 次，佐餐食用。

脾胃虚弱、大便溏泄者不宜多食。

脾虚湿困证

◎ **临床表现**

发病较缓慢，皮损潮红有丘疹，瘙痒，抓破后糜烂渗出，可见鳞屑。可伴有食少乏力、舌淡胖、苔白腻等全身症状。

◎ **治法**

健脾祛湿。

◎ **食疗方**

🍲 **鲫鱼芡实汤**

原料：鲫鱼 1 条（约 250g），芡实 30g，食盐 3g。

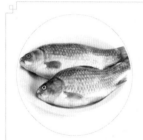

鲫鱼：甘，平。入脾、胃、大肠经。健脾和胃，利水消肿，通血脉。

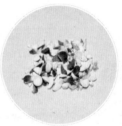

芡实：甘、涩，平。入脾、肾经。益肾固精，健脾止泻，除湿止带。

制法：鲫鱼刮鳞，去脏杂；芡实洗净，加清水 800ml，煮 20 分钟后，加入鲫鱼同煮，待鱼熟烂后，加入食盐调味即可。

用法：每日 1 次，佐餐食用，吃鱼饮汤。

扁豆大枣汤

原料：白扁豆 25g，大枣 10 枚，红糖 25g。

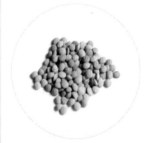

白扁豆：甘、淡，平。入脾、胃经。健脾，化湿，消暑。

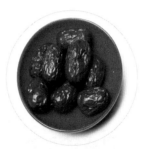

大枣：甘，温。入脾、胃、心经。补中益气，养血安神。

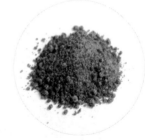

红糖：甘，温。入肝、脾、胃经。补脾缓肝，活血散瘀。

制法：白扁豆洗净与大枣一同煮沸后，再煮 10 分钟，加入红糖溶化即可。

用法：每日 2 次，早晚分服。连服 1 周。

现代研究表明，白扁豆具有抗病原微生物、调节免疫等作用。

血虚风燥证

临床表现

病程长，反复发作，皮损色暗有色素沉着，皮损粗糙肥厚，剧痒难耐，遇热或肥皂水后瘙痒加剧。可伴有口干不欲饮、食欲差、腹胀、舌淡苔白、脉弦细等全身症状。

治法

祛风，养血，润燥。

食疗方

黄瓜拌三丝

原料：黄瓜 750g，猪肉 100g，当归 3g，白砂糖 15g，食盐 4g，生姜 10g，白醋 30ml，香油 10ml。

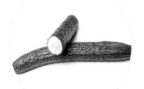

黄瓜：甘，凉。入肺、脾、胃经。生津止渴，清热利尿，解毒消肿。

猪肉：甘、咸，微寒。入脾、胃、肾经。补肾养血，滋阴润燥。

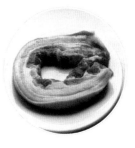

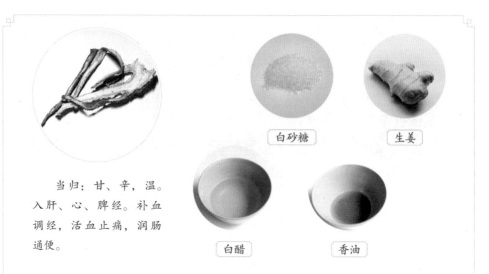

白砂糖

生姜

白醋

香油

当归：甘、辛、温。入肝、心、脾经。补血调经，活血止痛，润肠通便。

制法： 黄瓜洗净切粗丝，生姜洗净切细丝，当归洗净切片，备用；猪肉洗净，用开水煮熟，捞出放凉切丝，肉丝、黄瓜丝、生姜丝加食盐等调味品拌匀；在锅中将香油烧至八分熟关火，加入当归片，浸出香味后拣出当归，将香油淋在黄瓜丝、肉丝、生姜丝上拌匀即可。

用法： 佐餐食用。

🍲 百果蹄

原料： 猪蹄1个，松子仁、核桃仁各30g，花椒5g，生姜10g，食盐3g。

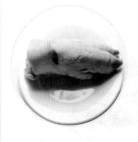

猪蹄：甘、咸，平。入胃经。补气血，润肌肤，通乳汁，托疮毒。

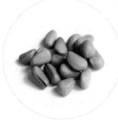

松子仁：甘，温。入肺、肝、大肠经。润肠通便，润肺止咳。

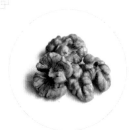

核桃仁：苦、甘、平。入心、肝、大肠经。活血祛瘀，润肠通便，止咳平喘。

花椒

生姜

制法：猪蹄去毛洗净，与生姜、花椒、食盐同入锅中煮至半熟，去骨取皮与肉；核桃仁、松子仁打碎与碎肉筋一同放入猪皮中，卷好，外用线扎好，再入汤锅，煮至烂熟时取出，待冷切片，装盘即可。

用法：佐餐食用。

高血脂、脂肪肝、肥胖及大便溏泄者不宜服用。松子仁、核桃仁中含有的维生素 E，有延缓细胞衰老、减少皮肤色素沉着的作用；猪蹄富含胶原蛋白，具有美容养颜作用。

第三节　妇科疾病

一、痛经

痛经是经期或经期前后的一种自觉症状，表现为小腹疼痛、腰痛，甚者会出现剧痛晕厥等症状，是妇科常见疾病之一，多由于体内激素分泌失调、精神紧张、盆腔器官病变等因素引起，主要分为原发性痛经和继发性痛经两种。中医认为，痛经主要是由于感受外邪、情志不舒、气血亏虚等导致寒、热、湿邪痹阻经脉，或气机郁滞，不通则痛，或冲任气血亏虚，不荣则痛。中医食疗可有效缓解痛经不适，提高女性生活质量。

食物选择

（1）忌油腻、生冷、酒、咖啡、浓茶等刺激性食品，禁烟。

（2）属肝郁气滞者，宜食疏肝理气止痛之品，如萝卜、佛手、香橼等。

（3）属寒凝血瘀者，宜食温经散寒活血之品，如生姜、桃仁、黑豆、鲫鱼、红糖等。

（4）属气血不足者，宜食补气养血止痛之品，如大枣、阿胶、当归、乌鸡等。

辨证施食

肝郁气滞证

○ **临床表现**

经前或经期乳房有胀感，胸胁胀痛，烦闷，小腹疼痛，经色紫，舌质暗，脉弦细或弦滑。

○ **治法**

疏肝解郁，理气止痛。

○ **食疗方**

🍲 **益母草煮鸡蛋**

原料：益母草 45g，延胡索 15g，鸡蛋 2 个。

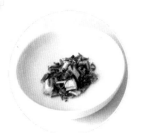

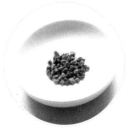

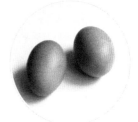

益母草：辛、苦，微寒。入心、肝、膀胱经。活血调经，利水消肿，清热解毒。

延胡索：辛、苦，温。入心、肝、脾经。活血，行气，止痛。

鸡蛋：甘，平。入肺、脾、胃经。滋阴润燥，养血安胎。

制法：将益母草、延胡索、鸡蛋加适量水同煮，蛋熟后去壳，再煮片刻，去药渣即可。

用法：吃蛋饮汤。月经前1周，每日1次或分2次，连服7日。

现代研究表明，益母草中含有益母草素，具有收缩子宫的作用，是历代医家用来治疗妇科疾病的要药。

佛手生姜汤

原料：佛手10g，生姜6g，白砂糖6g。

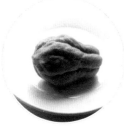

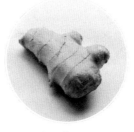

佛手：辛、苦、温。入肺、肝、脾、胃经。疏肝解郁，理气和中，燥湿化痰。

生姜：辛，微温。入肺、脾经。发汗解表，温中止呕，温肺止咳。

白砂糖

制法：佛手、生姜水煎去渣，加白砂糖调味即可。

用法：每日分 2 次服。

寒凝血瘀证

临床表现

经期错后，经期或经前小腹冷痛，得温则痛减，月经量少，质稀色暗，有血块，舌质淡紫，脉沉紧。

治法

温经散寒，化瘀止痛。

食疗方

生姜红糖茶

原料：生姜 3 片，红糖 30g。

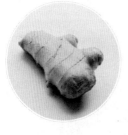

生姜：辛，微温。入肺、脾经。发汗解表，温中止呕，温肺止咳。

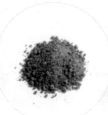

红糖：甘，温。入肝、脾、胃经。补脾缓肝，活血散瘀。

制法：生姜、红糖共放入杯中，开水冲泡即可。

用法：代茶饮。

生姜花椒大枣汤

原料：生姜 20g，花椒 9g，大枣 10 枚。

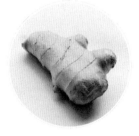 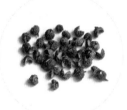 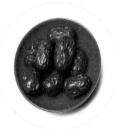

生姜：辛，微温。入肺、脾经。发汗解表，温中止呕，温肺止咳。

花椒：辛，温。入脾、胃、肾经。温中止痛，除湿止泻，杀虫止痒。

大枣：甘，温。入脾、胃、心经。补中益气，养血安神。

制法：生姜、花椒、大枣共入锅中，加适量水煎煮，去渣，加红糖适量即可。

用法：温服，月经前代茶饮，连服 3 日。

桂浆粥

原料：肉桂 2g，粳米 50g，红糖 30g。

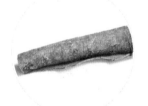 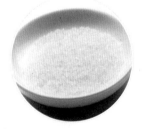 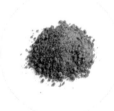

肉桂：辛、甘，大热。入肾、脾、心、肝经。补火助阳，散寒止痛，温经通脉，引火归原。

粳米：甘，平。入脾、胃、肺经。调中和胃，渗湿止泻，除烦。

红糖：甘，温。入肝、脾、胃经。补脾缓肝，活血散瘀。

制法：将肉桂煎取浓汁去渣，粳米加水适量煮沸后，调入肉桂汁及红糖，同煮为粥；或用肉桂末 1g 调入粥内同煮即可。

用法：每日 2 次，5 天为 1 个疗程。

气血不足证

临床表现

经期错后，经量少，经血色淡质稀，面色萎黄无华，经净前后小腹隐隐作痛，神疲乏力，舌淡苔薄白，脉弦细弱。

治法

补气养血，调经止痛。

食疗方

当归生姜羊肉汤

原料：当归、生姜各 30g，羊肉 500g，食盐 3g。

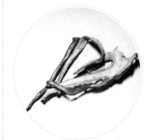
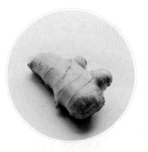
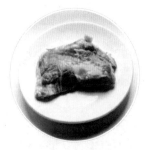

当归：甘、辛，温。入肝、心、脾经。补血调经，活血止痛，润肠通便。

生姜：辛，微温。入肺、脾经。发汗解表，温中止呕，温肺止咳。

羊肉：甘，热。入脾、胃、肾经。健脾温中，补肾壮阳，益气养血。

制法：先将羊肉洗净、切块，当归用纱布包好；将上述原料一同放入锅中，用文火焖煮至烂熟，去药渣即可。

用法：食肉饮汤。

🍲 当归黄芪炖羊肉

原料：羊肉 500g，当归 15g，黄芪 30g，生姜 5 片，食盐 6g。

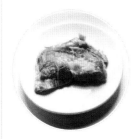

羊肉：甘，热。入脾、胃、肾经。健脾温中，补肾壮阳，益气养血。

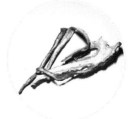

当归：甘、辛，温。入肝、心、脾经。补血调经，活血止痛，润肠通便。

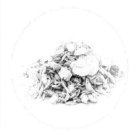

黄芪：甘，微温。入脾、肺经。补气健脾，升阳举陷，益卫固表，利尿消肿，托毒生肌。

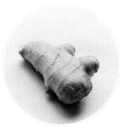

生姜：辛，微温。入肺、脾经。发汗解表，温中止呕，温肺止咳。

制法：羊肉洗净、切片，与其他原料一同炖熟，加入适量食盐调味即可。

用法：佐餐食用。

羊肉营养价值高，含有丰富的蛋白质、脂肪、维生素等，用于调理肾阳不足之腰膝酸软、腹中冷痛等有效。

二、产后缺乳

概述

　　产后缺乳是产妇在哺乳时乳汁甚少或全无，不足甚至不能喂养婴儿为主要表现的病症。一般情况下，缺乳的程度和情况各不相同：有的开始哺乳时少，随后稍多但仍不充足；有的完全无乳汁，不能喂乳；有的正常哺乳，出现高热或七情过极后，乳汁骤少，不足以喂养婴儿。产后缺乳与孕妇的营养状况、情绪变化、睡眠质量等关系密切。中医认为，产后缺乳多由情志不调、饮食不节等导致气血亏虚，乳汁生化乏源，或气滞血瘀，乳汁运行不畅。中医食疗有一定的催乳作用，可增加乳汁分泌，保障婴儿的正常哺乳。

食物选择

　　（1）宜多吃牛奶、鸡蛋、水果、蔬菜、鱼肉等食物；多喝汤水，如火腿鲫鱼汤、酒酿蛋、黄豆猪蹄汤等。慎用药物催奶，如通草、王不留行等。

　　（2）属气血亏虚者，宜食补气养血之品，如大枣、阿胶、黄芪、猪蹄、小米、红糖等。

　　（3）属肝郁气滞者，宜食疏肝理气之品，如佛手、橙子、陈皮、香菇等。

辨证施食

气血虚弱证

⊛ 临床表现

　　哺乳时，乳汁不足，乳汁清稀，不足以喂养婴儿，乳房不胀而软，面色少华，神疲乏力，舌淡白或胖，苔白，脉细弱。

◯ 治法

补气养血，通经下乳。

◯ 食疗方

🍲 党参汤

原料：党参 10g，陈皮 10g，苏叶 15g，白砂糖 15g。

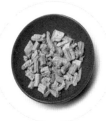
党参：甘，平。入脾、肺经。补脾肺气，生津补血。

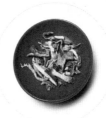
陈皮：辛、苦，温。入肺、脾经。理气健脾，燥湿化痰。

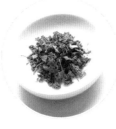
苏叶：辛，温。入肺、脾、胃经。散寒解表，行气宽中，宣肺化痰，安胎，解鱼蟹毒。

白砂糖

制法：将党参、陈皮、苏叶、白砂糖加水 1000ml 同煎即可。

用法：代茶饮。

🍲 参枣粥

原料：党参 15g，糯米 100g，大枣 10 个，白砂糖 20g。

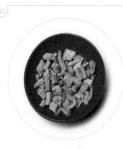

党参：甘，平。入脾、肺经。补脾肺气，生津补血。

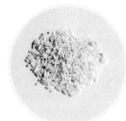

糯米：甘，温。入脾、胃、肺经。补中益气，健脾止泻，缩尿，敛汗。

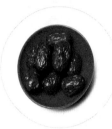

大枣：甘，温。入脾、胃、心经。补中益气，养血安神。

白砂糖

制法：将党参、大枣放入砂锅中，加水泡发后煎煮30分钟，捞出党参、大枣，留药汁备用。糯米洗净，放在大瓷碗中，加水适量，蒸熟后，扣在盘中，将党参、大枣摆放在糯米饭上，药汁加白砂糖煎成浓汁后浇在糯米饭上即可。

用法：每日1次。

糯米含有蛋白质、糖类、脂肪、铁、钙、磷、维生素B_1、维生素B_2及淀粉等，为温补强壮之品；大枣中含有生物素，维生素A、维生素C、维生素E，胡萝卜素，磷、镁、钾，叶酸等，能提高人体免疫力，用于防治贫血有效。

肝郁气滞证

◎ 临床表现

哺乳时，乳汁不足，乳汁清稀，尤其在生气后，乳汁骤少或全无，乳房胀痛，或有微热，胸胁胀痛，舌暗红或舌边红，苔微黄，脉弦数。

◎ 治法

疏肝解郁，通经下乳。

◎ 食疗方

🍲 麦芽青皮饮

原料：麦芽 30g，青皮 10g。

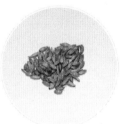

麦芽：甘，平。入脾、胃、肝经。健脾和胃，疏肝行气，消食通乳。

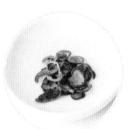

青皮：苦、辛，温。入肝、胆、胃经。疏肝破气，消积化滞。

制法：将生麦芽、青皮同煎即可。

用法：代茶饮。

🍲 豆腐丝瓜香菇蹄

原料：豆腐 500g，丝瓜 250g，香菇 50g，猪蹄 1 个，生姜 15g，大葱 15g，食盐 6g。

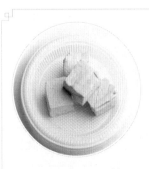

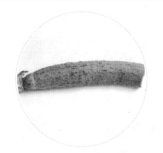

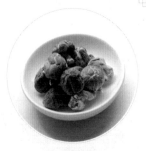

豆腐：甘，凉。入脾、胃、大肠经。泻火解毒，生津润燥，和中益气。

丝瓜：甘，凉。入肺、胃、肝、大肠经。清热化痰，凉血解毒。

香菇：甘、平。入肝、胃经。扶正补虚，健脾开胃，祛风透疹，化痰理气，解毒，抗癌。

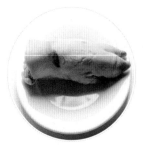

猪蹄：甘、咸，平。入胃经。补气血，润肌肤，通乳汁，托疮毒。

生姜

大葱

制法：将猪蹄和香菇加水煎煮，加大葱、生姜、食盐调味，待熟后放入丝瓜、豆腐同煮汤即可。

用法：吃菜喝汤。

三、产后体虚

概述

产后体虚是指因分娩过程中的创伤、出血及能量消耗，导致产妇气血不足，元气耗损，主要以恶寒、自汗、腰膝酸软、小腹冷痛、四肢乏力等为主要临床表现。西医认为，产后体虚主要是由于分娩后产妇体内激素水平急剧下降，导致机体内分泌水平失衡。通过中医食疗调养，补益气血，调和阴阳，可较快恢复产妇的虚弱状态。

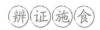 食物选择

（1）宜食米、肉、鱼、蔬菜、水果等补气养血富有营养的食物，如黑米、紫米、猪肝、羊肝、猪肉、乌鸡、羊肉、牛肉、黄鱼、甲鱼、黑木耳、小白菜、黄花菜、油菜、菠菜、苋菜、胡萝卜、松子、莲子、桑椹、龙眼肉、大枣等。

（2）忌食发散耗气的食物，如白酒、生萝卜等。

辨证施食

食疗方

核桃木耳大枣糕

原料：黑木耳 250g，核桃仁 10 枚，大枣 10 个，生姜 60g，蜂蜜 50g。

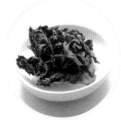

黑木耳：甘，平。入肺、脾、大肠、肝经。补气养血，润肺止咳，止血，降压，抗癌。

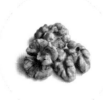

核桃仁：苦、甘，平。入心、肝、大肠经。活血祛瘀，润肠通便，止咳平喘。

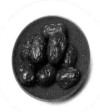

大枣：甘，温。入脾、胃、心经。补中益气，养血安神。

生姜

蜂蜜

制法：先将大枣洗净去核，核桃仁、生姜捣烂如泥，与木耳末、蜂蜜拌匀，原料充分混匀后，入盘用笼蒸 1 小时即可。

用法：佐餐食用。

功效：养血，滋阴，息风。适用于产后血虚受惊或产后营养不良。

🍲 乳鸽枸杞汤

原料：乳鸽 1 只，枸杞 30g，食盐 3g。

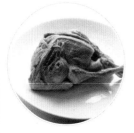

乳鸽：咸，平。归肺、肝、肾经。滋肾，补气，解毒祛风，调经止痛。

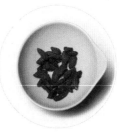

枸杞：甘，平。入肝、肾经。滋补肝肾，益精明目。

制法：将乳鸽去毛及肚内杂物，洗净，放入锅内加水与枸杞共炖，熟后加少许食盐调味即可。

用法：食肉喝汤。

现代研究表明，枸杞具有抗衰老、抗疲劳、调节免疫功能等作用。

🍲 当归熟地酒

原料：当归、熟地黄各 50g，黄酒 500ml。

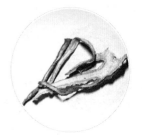

当归：甘、辛，温。入肝、心、脾经。补血调经，活血止痛，润肠通便。

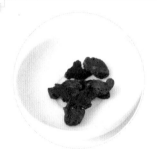

熟地黄：甘，微温。入肝、肾经。补血养阴，填精益髓。

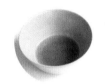

黄酒

制法：将当归、熟地捣碎后，加入黄酒一同煎煮，去渣取汁即可。

用法：每日 2 次，每次 50ml。

🍲 补虚正气粥

原料：黄芪 30g，党参 10g，粳米 90g，白砂糖 20g。

黄芪：甘，微温。入脾、肺经。补气健脾，升阳举陷，益卫固表，利尿消肿，托毒生肌。

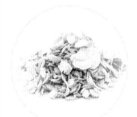

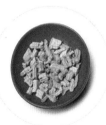

党参：甘，平。入脾、肺经。补脾肺气，生津补血。

粳米：甘，平。入脾、胃、肺经。调中和胃，渗湿止泻，除烦。

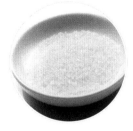

白砂糖

制法：将黄芪、党参切片，用冷水浸泡 0.5 小时，水煎取汁，共煎两次，两次煎液合并，分为两份，早晚各取 1 份与粳米同煮为粥，粥成后加入白砂糖调味即可。

用法：每日 2 次，早晚空腹服食。

四、围绝经期综合征

⦿概⦿述

围绝经期综合征是指妇女在 45~55 岁期间，由于雌激素水平下降等生理改变，而出现头晕耳鸣、烦躁易怒、烘热盗汗、心悸失眠、身疲乏力等与绝经有关的一系列自主神经功能紊乱的症状。围绝经期综合征的发生主要是由于卵巢功能衰竭，导致雌激素分泌减少的结果。中医认为，围绝经期综合征是由于女性肾气亏虚，天癸衰竭，导致阴阳平衡失调。通过中医食疗保健，可补益肾气，调和阴阳，改善女性围绝经期不适症状。

⦿食⦿物⦿选⦿择

（1）多食新鲜水果、蔬菜及富含蛋白质和糖类的食物，如苹果、香蕉、梨、草莓、桃子、青菜、油菜、白菜、紫菜、蛋类、牛奶、豆浆、肉类等。禁食油炸、油腻、生冷、辛辣等食物，戒烟、酒。

（2）属肾阴虚者，宜食滋养肾阴之品，如枸杞、桑椹、甲鱼、生地、黄精等。

（3）属肾阳虚者，宜食温肾助阳之品，如肉桂、桂圆、羊肉、韭菜、杜仲等。

⦿辨⦿证⦿施⦿食

肾阴虚证

◉ 临床表现

头面部阵发性烘热汗出，五心烦热，腰膝酸软，头晕耳鸣，失眠多梦，多愁善感，易烦易怒，舌红少苔，脉细数。

◎ 治法

滋肾养肝，调和阴阳。

◎ 食疗方

🍲 桂圆鸡蛋羹

原料：桂圆 20g，枸杞子 10g，鸡蛋 2 个。

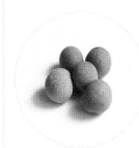 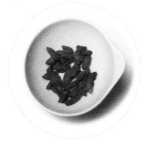 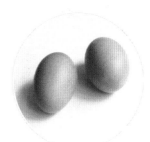

桂圆：甘，温。入　　　枸杞子：甘，平。入　　　鸡蛋：甘，平。入
心、脾经。补益心脾，养　　肝、肾经。滋补肝肾，养　　肺、脾、胃经。滋阴润
血安神。　　　　　　　　　肝明目。　　　　　　　　　燥，养血安胎。

制法：桂圆肉、枸杞子加水煮沸，将鸡蛋去壳调匀后冲入桂圆枸杞汤中，略煮即可。

用法：每日 1 次。

桂圆肉含有蛋白质、糖类、脂肪、粗纤维、有机酸、多种维生素及矿物质等，有健脑益智、补血安神、补养心脾之功效；枸杞具有调节免疫、抗衰老、抗肿瘤、抗疲劳等作用。

百合莲子鸡蛋汤

原料：百合 15g，莲子 20g，鸡蛋 1 个，白砂糖 10g。

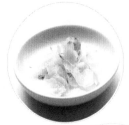

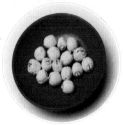

百合：甘，微寒。入肺、心、胃经。润肺养阴，清心安神。

莲子：甘、涩、平。入脾、肾、心经。益肾固精，补脾止泻，止带，养心安神。

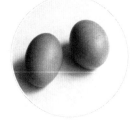

鸡蛋：甘，平。入肺、脾、胃经。滋阴润燥，养血安胎。

白砂糖

制法：百合、莲子煮熟，鸡蛋煮熟后去壳，将上述原料一同煮沸，加白砂糖搅匀即可。

用法：每日 1 次。

小贴士

莲子是老少皆宜的滋补品，是年老体虚、久病及产后常用营养佳品。

枸杞莲心茶

原料：枸杞子 10g，菊花 3g，莲子心 1g，苦丁茶 3g。

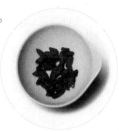

枸杞子：甘，平。入肝、肾经。滋补肝肾，养肝明目。

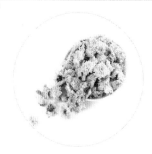

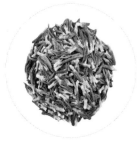

苦丁茶

菊花：辛、甘、苦，微寒。入肺、肝经。疏散风热，平抑肝阳，清肝明目，清热解毒。

莲子心：苦，寒。入心、肾经。清心火，利小便，强心安神。

制法：上四味同放入杯中，用沸水冲泡，加盖闷 10 分钟即可。

用法：代茶饮。

小贴士

本茶更宜于阴虚有热者饮用。枸杞具有调节免疫、抗衰老、抗肿瘤、抗疲劳等作用。

🍲 生地黄精粥

原料：生地 30g，黄精 30g，粳米 100g，白砂糖 15g。

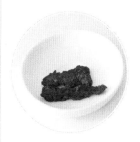

生地：甘、苦，寒。入心、肝、肾经。清热凉血，养阴生津。

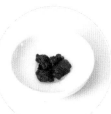

黄精：甘，平。入脾、肺、肾经。补气养阴，健脾，润肺，益肾。

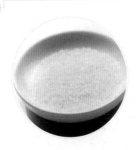

粳米：甘，平。入脾、胃、肺经。调中和胃，渗湿止泻，除烦。

白砂糖

制法：将生地、黄精用水煎煮，去渣取汁后，用药汁煮粳米为粥，加糖少许即可。

用法：每日早晚分服。

生地滋阴清热，黄精安五脏、填精髓，凡肾阴虚的围绝经期综合征都可服用。

肾阳虚证

◉ 临床表现

腰膝酸软，形寒肢冷，面浮肢肿，纳呆腹胀，便溏，小便频，舌淡，脉沉细。

◉ 治法

温肾助阳。

◉ 食疗方

🍲 苁蓉虾米粥

原料：肉苁蓉、虾米各20g，粳米100g，生姜15g，大葱10g，胡椒粉

3g，食盐 3g。

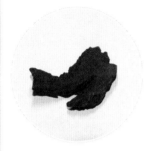

肉苁蓉：甘、咸，温。入肾、大肠经。补肾阳，益精血，润肠通便。

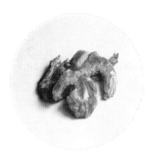

虾米：甘、咸，温。入肝、肾经。补肾壮阳，滋阴息风。

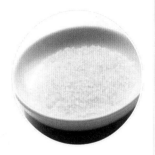

粳米：甘，平。入脾、胃、肺经。调中和胃，渗湿止泻，除烦。

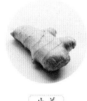

生姜

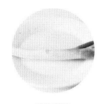

大葱

胡椒粉

制法： 粳米洗净浸泡 30 分钟，虾米洗净，生姜切丝，肉苁蓉放入纱布袋扎紧。将纱布袋放入开水锅中煎煮熬汁。锅中加入适量清水，将药汁、粳米、虾米、生姜丝一同熬煮，至粥成，加食盐、胡椒粉调味，撒葱花即可。

用法： 每日 2 次，早晚分服。

虾米有预防高血压、保护心血管系统、防治动脉硬化等作用；肉苁蓉、虾米合而为粥，有养心安神、调和阴阳的作用。

核桃芡实莲子粥

原料： 核桃肉 20g，芡实 15g，莲子 15g，粳米 100g。

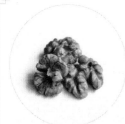

核桃肉：甘，温。入肺、肾、大肠经。补肾固精，温肺定喘，润肠通便。

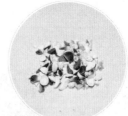

芡实：甘、涩，平。入脾、肾经。益肾固精，健脾止泻，除湿止带。

莲子：甘、涩，平。入脾、肾、心经。益肾固精，补脾止泻，止带，养心安神。

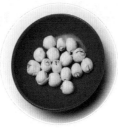

粳米：甘，平。入脾、胃、肺经。调中和胃，渗湿止泻，除烦。

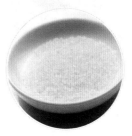

制法：上述原料共入锅中，加水适量煮粥即可。

用法：每日2次，早晚分服。

小贴士

莲子中含有钙、磷和钾等微量元素，具有养心安神的作用，是很好的滋补品；核桃肉、芡实具有补肾固精的作用，对肾阳虚所致的围绝经期综合征具有很好的疗效。

韭菜猪骨粥

原料：猪骨500g，韭菜50g，粳米80g，生姜15g，大葱10g，黄酒20g，白醋5g，食盐5g。

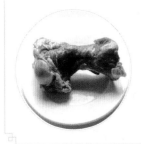

猪骨：甘、咸，平。入脾、胃、大肠经。补脾润肠，生津养血。

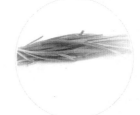

韭菜：辛，温。入肺、胃、肝、肾经。补肾助阳，温中行气，散瘀解毒。

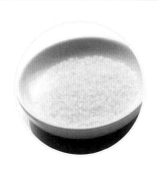

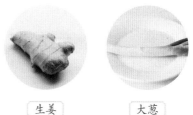

生姜　　　　大葱

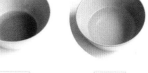

黄酒　　　　白醋

粳米：甘，平。入脾、胃、肺经。调中和胃，渗湿止泻，除烦。

制法：韭菜切段，粳米洗净浸泡 0.5 小时。猪骨放入锅中，加清水、黄酒、生姜末，旺火烧开，滴入醋，放入粳米煮至米粒开花。转文火，放入韭菜熬煮成粥，加入食盐调味，撒上葱花即可。

用法：每日 2 次，早晚分服。

韭菜具有温肾助阳的功效，与猪骨合煮，既能补肾助阳，又能益脾健胃。

第四节　儿科疾病

一、小儿疳积

小儿疳积是因小儿喂养不当或疾病影响，导致脾胃受损，气津两伤，以小儿形体消瘦、面黄发疏、精神萎靡、青筋暴露、饮食异常、腹部胀大等为主要临床表现的一种小儿慢性疾病。多发于 1~5 岁儿童，严重影响小儿的生长发育。相当于西医的小儿营养不良症。通过中医食疗，可增加小儿营养吸收，改善小儿疳积症状。

（食）（物）（选）择

（1）宜食软烂、易消化吸收、营养丰富的食物，宜少食多餐。

（2）属脾胃气虚者，宜食益气健脾之品，如党参、茯苓、白术、山药、山楂、鸡内金、饴糖等。

（3）属气血两虚者，宜食补气养血之品，如人参、当归、阿胶、肉类、鱼类、蛋类等。

（辨）（证）（施）（食）

脾胃气虚证

◎ 临床表现

形体消瘦，面黄发疏，少食懒言，食欲不振，面色萎黄，青筋暴露，大便溏稀，舌淡苔白，脉缓弱。

◎ 治法

益气健脾。

◎ 食疗方

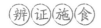 党参小米粥

原料：党参 15g，小米 30g，红糖 10g。

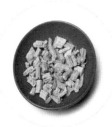 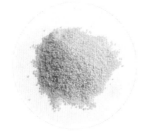 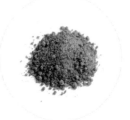

党参：甘，平。入脾、肺经。补脾肺气，生津补血。

小米：甘、咸，凉。入肾、脾、胃经。和中，益肾，除热，解毒。

红糖：甘，温。入肝、脾、胃经。补脾缓肝，活血散瘀。

制法：将小米、党参同放砂锅内，加水适量煎煮，红糖调味即可。

用法：每日1次。

小米中含有丰富的蛋白质、脂肪、矿物质等成分，营养价值极高。

山药薏苡粥

原料：山药、薏苡仁各15g，糯米30g。

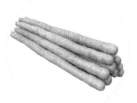 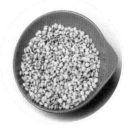 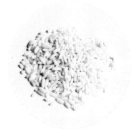

山药：甘，平。入脾、肺、肾经。益气养阴，补脾肺肾，固精止带。

薏苡仁：甘、淡，凉。入脾、胃、肺经。利水渗湿，健脾除痹，清热排脓。

糯米：甘，温。入脾、胃、肺经。补中益气，健脾止泻，缩尿，敛汗。

制法：将山药、薏苡仁分别炒香研末，加糯米煮粥即可。

用法：每日1次，佐餐食用。

🍲 鸡内金散

原料：鸡内金30g，白砂糖10g。

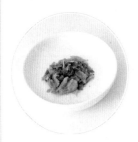

鸡内金：甘，平。入脾、胃、小肠、膀胱经。健胃消食，涩精止遗。

白砂糖

制法：先将鸡内金洗净，除去杂质，用瓦片焙黄，或用烘干箱烘干，研为细末，加白砂糖开水冲服。

用法：每次6g，每日2次。

鸡内金既能消食又能健胃，是小儿疳积患者的理想食材。

气血两虚证

◉ 临床表现

形体消瘦，面色苍白，发稀干枯，哭声无力，食欲不振，腹部凹陷，睡眠露睛，大便溏泄，完谷不化，舌淡，脉弱无力。

◉ 治法

补气养血。

◉ 食疗方

🍲 山药粥

原料：山药 20g，羊肉 20g，小米 30g。

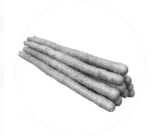 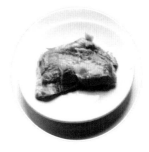 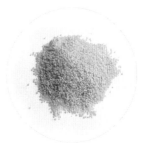

山药：甘，平。入脾、肺、肾经。益气养阴，补脾肺肾，固精止带。

羊肉：甘，热。入脾、胃、肾经。健脾温中，补肾壮阳，益气养血。

小米：甘、咸，凉。入肾、脾、胃经。和中，益肾，除热，解毒。

制法：将羊肉、山药切丁，同小米一起煮粥。

用法：每日 2 次，早晚分服。

山药入肺、脾、肾三经，补先天和后天之本；羊肉是血肉之品，能补气血，对小儿疳积有很好的疗效。

🍲 莲子粥

原料：莲子 10g，粳米 30g，白砂糖 6g。

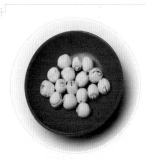

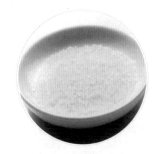

白砂糖

莲子：甘、涩，平。入脾、肾、心经。益肾固精，补脾止泻，止带，养心安神。

粳米：甘，平。入脾、胃、肺经。调中和胃，渗湿止泻，除烦。

制法：将莲子、粳米、砂糖同放入锅中，如常法煮粥即可。

用法：每日2次，早晚分服。

参芪鸽肉汤

原料：党参10g，黄芪15g，白术9g，乳鸽1只，食盐3g。

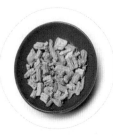

党参：甘，平。入脾、肺经。补脾肺气，生津补血。

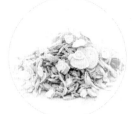

黄芪：甘，微温。入脾、肺经。补气健脾，升阳举陷，益卫固表，利尿消肿，托毒生肌。

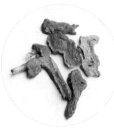

白术：甘、苦，温。入脾、胃经。益气健脾，燥湿利水，止汗，安胎。

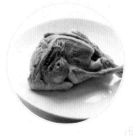

乳鸽：咸，平。归肺、肝、肾经。滋肾，补气，解毒祛风，调经止痛。

制法：鸽子去毛和内脏，洗净；党参、黄芪、白术用布包好。将所有原料一同放入炖盘内加水适量，隔水炖至烂熟，加食盐调味即可。

用法：每日 1 次，饮汤少吃肉。

二、小儿遗尿

概述

小儿遗尿是指 5 岁以上的小儿，晚上睡觉时不自觉的排尿，每周两次以上并持续 6 个月。轻者数夜一次，重者每夜一次。小儿遗尿病因复杂，根据临床表现可分为原发性和继发性两种。原发性遗尿是指小儿从小至就诊时持续有遗尿现象；继发性遗尿是指小儿曾经停止遗尿至少 6 个月，以后又发生遗尿。中医认为，小儿遗尿主要是由于先天禀赋不足、久病失养，导致肺脾气虚、肾阳不足、心肾不交、肝经湿热，膀胱失约。通过中医食疗，可调理小儿脏腑气机，减少遗尿的发生。

食物选择

（1）属肾阳不足者，宜食温肾固阳之品，如羊肉、山药、莲子、枸杞、芡实、黑豆、韭菜等。

（2）属肺脾两虚者，宜食健脾补气之品，如山楂、桂圆、山药、黄芪、白术、茯苓、大枣等。

（3）忌食生冷、油腻、辛辣刺激等食物。

肾阳不足证

临床表现

睡中尿床，小便清长，遇寒冷天气尿床会加重，畏寒肢冷，精神不振，面色苍白，平素怕冷，舌淡苔白，脉沉细缓。

治法

温肾固阳。

食疗方

白果羊肉粥

原料：白果15g，羊肉、粳米各50g。

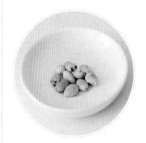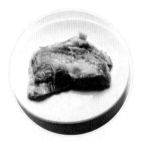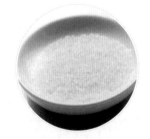

白果：甘、苦、涩，平。入肺经。敛肺平喘，收涩止带。

羊肉：甘，热。入脾、胃、肾经。健脾温中，补肾壮阳，益气养血。

粳米：甘，平。入脾、胃、肺经。调中和胃，渗湿止泻，除烦。

制法：将羊肉洗净、切块，白果、粳米洗净，一同放入锅中，加水适量熬粥，待肉熟米烂即可。

用法：每日2次，早晚分服。

🍲 小儿缩泉粥

原料：桑螵蛸 2g，山茱萸、菟丝子、覆盆子、益智仁各 5g，糯米 50g，白砂糖 20g。

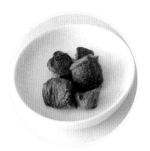

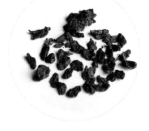

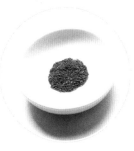

桑螵蛸：甘、咸，平。入肝、肾经。补肾助阳，固精缩尿。

山茱萸：酸、涩，微温。入肝、肾经。补益肝肾，收敛固涩。

菟丝子：辛、甘、平。入肝、肾、脾经。补阳益阴，固精缩尿，养肝明目，止泻安胎。

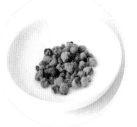

覆盆子：甘、酸，温。入肝、肾经。固精缩尿，益肾养肝。

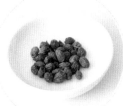

益智仁：辛，温。入肾、脾经。暖肾固精缩尿，温脾开胃摄唾。

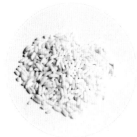

糯米：甘，温。入脾、胃、肺经。补中益气，健脾止泻，缩尿，敛汗。

白砂糖

221

制法：桑螵蛸、山茱萸、菟丝子、覆盆子、益智仁共煎取汁，将药汁同糯米煮粥，加适量白砂糖调味即可。

用法：每日 2 次，早晚分服。

小贴士

桑螵蛸、山茱萸、菟丝子、覆盆子、益智仁都具有一定的补肾固精作用，尤其是桑螵蛸对肾虚所致的遗尿效果颇佳。

肺脾两虚证

◎ 临床表现

睡中遗尿，频而量多，面色萎黄少华，神疲乏力，大便质稀，舌淡苔白，脉细弱。

◎ 治法

补气健脾，固摄小便。

◎ 食疗方

🍲 鱼鳔黄芪羊肉粥

原料：黄芪、鱼鳔 30g，羊肉 40g，粳米 50g，食盐 3g，葱白 1 根，生姜 1 片。

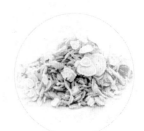

黄芪：甘，微温。入脾、肺经。
补气健脾，升阳举陷，益卫固表，
利尿消肿，托毒生肌。

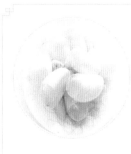

鱼鳔：甘，平。入肾经。补肾益精，滋养筋脉，止血，散瘀消肿。

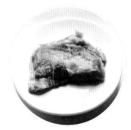

羊肉：甘，热。入脾、胃、肾经。健脾温中，补肾壮阳，益气养血。

粳米：甘，平。入脾、胃、肺经。调中和胃，渗湿止泻，除烦。

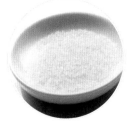

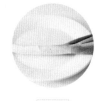

大葱

生姜

制法： 将羊肉洗净后切块，与鱼鳔、黄芪、粳米共煮粥，等粥将熟时，加入食盐、生姜、葱白。粥熟后，捞出黄芪。

用法： 每日 2 次，早晚分服。

此药膳既可以用于肾阳不足的小儿遗尿，还可以用于肺脾虚弱的小儿遗尿。

三、小儿厌食

小儿厌食是指小儿长期的食欲减退或消失、食量减少，并伴有食欲不振、面色少华、形体消瘦等症状，严重者可导致营养不良、贫血、免疫力低下，不同程度地影响了小儿的生长发育、营养状态及智力发展。小儿厌食多因脾胃功能尚未发育完全，又因饮食不节、喂养不当，导致脾胃不和，运化失司。中医食疗，可改善小儿脾胃运化功能，增进食欲，用于治疗小儿厌食具有一定的疗效。

食物选择

（1）属脾失健运者，宜食健脾助运之品，如山楂、白萝卜、鸡内金、神曲、苹果泥等。

（2）属脾胃气虚者，宜食健脾益气之品，如粳米、山药、芡实、茯苓、白术、莲子、马铃薯、大枣、薏苡仁等。

（3）属脾胃阴虚者，宜食滋脾养胃之品，如麦冬、沙参、糯米、菜花、小米、山药等。

（4）宜少食多餐，忌生冷、油腻、过于滋腻的食物。

辨证施食

脾失健运证

临床表现

不欲饮食，脘腹胀满，形体偏瘦，面色少华，精神基本正常，舌淡，苔薄白或白腻，脉缓滑。

治法

健脾助运。

食疗方

🍲 山楂糕

原料：山楂 30g，粳米 100g，白砂糖 30g。

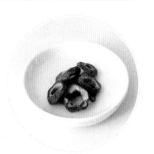
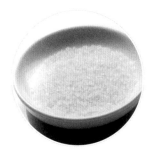

白砂糖

山楂：酸、甘、微温。入脾、胃、肝经。消食化积，行气散瘀。

粳米：甘，平。入脾、胃、肺经。调中和胃，渗湿止泻，除烦。

制法：将山楂、粳米研成细末，加白砂糖及适量开水拌匀，然后平铺在表面涂油的方盒内，隔水用武火蒸至熟，取出切成小块即可。

用法：每次 20g，每日 2 次。

🍲 鸡内金粥

原料：鸡内金 10g，粳米 50g，白砂糖 10g。

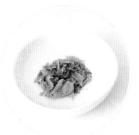
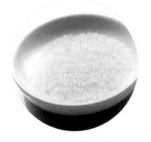

白砂糖

鸡内金：甘，平。入脾、胃、小肠、膀胱经。健胃消食，涩精止遗。

粳米：甘，平。入脾、胃、肺经。调中和胃，渗湿止泻，除烦。

制法：将鸡内金研磨成粉，备用；将粳米、白砂糖放入锅中，加水煮制成粥，起锅时调入鸡内金粉即可。

用法：每日 2 次，早晚分服。

神曲饮

原料：神曲 30g，白砂糖 10g。

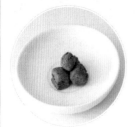

神曲：甘、辛，温。入脾、胃经。消食和胃，健脾止泻。

白砂糖：甘，平。入脾、肺经。和中缓急，生津润燥。

制法：将神曲捣碎，用布包好，水煎取汁，加入白砂糖溶化即可。

用法：代茶饮。

消食散

原料：麦芽、山楂、槟榔、枳壳各 30g。

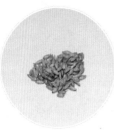

麦芽：甘，平。入脾、胃、肝经。健脾和胃，疏肝行气，消食通乳。

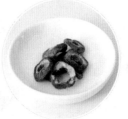

山楂：酸、甘，微温。入脾、胃、肝经。消食化积，行气散瘀。

槟榔：苦、辛，温。入胃、大肠经。消积行气，利水杀虫。

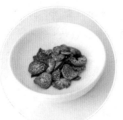

枳壳：苦、辛、酸，温。入脾、胃、大肠经。行气开胸，宽中除胀。

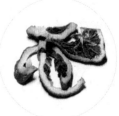

制法：将诸药研磨成细末混匀，装瓶备用。

用法：每次服用时取 6g 粉末，早晚 2 次用温水冲服。

脾胃气虚证

○ 临床表现

少食懒言，食欲不振，形体消瘦，面色萎黄，大便溏稀，舌淡苔白，脉细弱。

○ 治法

健脾养胃益气。

○ 食疗方

陈皮鲫鱼汤

原料：鲫鱼 1 条，生姜 30g，陈皮 10g，胡椒粉 2g，大葱 15g，食盐 3g。

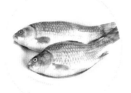

鲫鱼：甘，平。入脾、胃、大肠经。健脾和胃，利水消肿，通血脉。

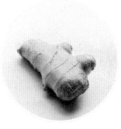

生姜：辛，温。入脾、胃、肺经。散寒解表，降逆止呕，化痰止咳。

陈皮：辛、苦，温。入肺、脾经。理气健脾，燥湿化痰。

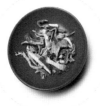

胡椒粉

大葱

制法：鲫鱼刮鳞、去脏杂、洗净，生姜洗净切片与陈皮同用纱布包好放入鱼腹内，加水适量，文火炖熟，加少许食盐、胡椒粉、大葱调味即可。

用法：空腹喝汤吃鱼肉。

芡实糯米饼

原料：糯米、山药、白砂糖各250g，芡实、莲子各100g。

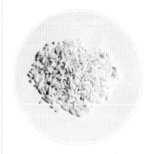

糯米：甘，温。入脾、胃、肺经。补中益气，健脾止泻，缩尿，敛汗。

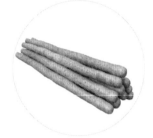

山药：甘，平。入脾、肺、肾经。益气养阴，补脾肺肾，固精止带。

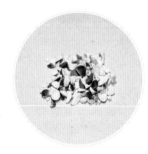

芡实：甘、涩，平。入脾、肾经。益肾固精，健脾止泻，除湿止带。

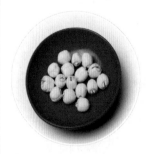

莲子：甘、涩，平。入脾、肾、心经。益肾固精，补脾止泻，止带，养心安神。

白砂糖

制法：莲子去心，以上原料研磨成粉末，将粉末与糖拌匀，加适量清水搅拌，做成小饼蒸熟即可。

用法：可当早餐或点心每日服用。

🍲 益脾饼

原料：生白术 120g，生姜 60g，鸡内金 60g，大枣 250g。

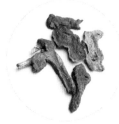

白术：甘、苦，温。入脾、胃经。益气健脾，燥湿利水，止汗，安胎。

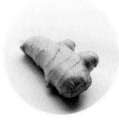

生姜：辛，温。入脾、胃、肺经。散寒解表，降逆止呕，化痰止咳。

鸡内金：甘，平。入脾、胃、小肠、膀胱经。健胃消食，涩精止遗。

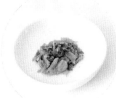

大枣：甘，温。入脾、胃、心经。补中益气，养血安神。

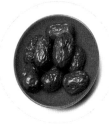

制法：将生白术、鸡内金文火焙干，研成细末，与生姜、枣肉同捣成泥，做成小饼，烤炉烘熟或蒸熟即可。

用法：可当早餐或点心每日服用。

脾胃阴虚证

○ 临床表现

不欲饮食，食少饮多，面色无华，皮肤失润，大便干燥，舌红少津，苔少，脉细数。

○ 治法

滋脾养胃。

◎ 食疗方

🍲 大枣小米粥

原料：大枣 20g，小米 50g。

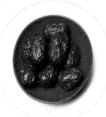

大枣：甘，温。入脾、胃、心经。补中益气，养血安神。

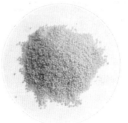

小米：甘、咸，凉。入肾、脾、胃经。和中，益肾，除热，解毒。

制法：按常法煮粥即可。

用法：每日 2 次，早晚分服。

🍲 百合雪梨粥

原料：雪梨 3 个，粳米 50g，玉竹、百合各 10g。

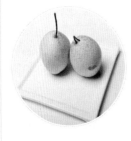

梨：甘，寒。入肺、胃、心经。化痰止咳，清热除烦，润肺生津。

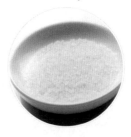

粳米：甘，平。入脾、胃、肺经。调中和胃，渗湿止泻，除烦。

玉竹：甘，微寒。入肺、胃经。滋阴润肺，生津养胃。

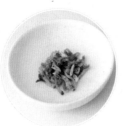

百合：甘，微寒。入肺、心、胃经。润肺养阴，清心安神。

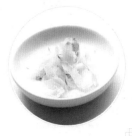

制法：将雪梨洗净切碎，加适量水煮 0.5 小时。捞去梨渣，加入玉竹、百合、粳米共煮成粥即可。

用法：每日 2 次，早晚分服。

第五节　五官科疾病

一、视疲劳

概述

视疲劳是临床常见的眼睛疲劳综合征，常见的症状有眼及眼眶周围疼痛，视力模糊，近距离工作不能持久，眼睛干涩或流泪，甚至头痛、头晕等。视疲劳主要由长时间用眼过度引起，中医认为久视伤血，所以食疗以补益气血、明目增视为原则。近视眼、老花眼等病可以参照本节进行食疗保健。

食物选择

宜多食补益肝肾之品，如小麦、番薯、黑豆、刀豆、胡萝卜、山药、菠菜、韭菜、香菇、木耳、银耳、大枣、葡萄、樱桃、荔枝、黑芝麻、胡桃肉、松子仁、板栗、鸡肝、猪肝等。

临床表现

眼干涩，眼刺痛、胀痛，异物感，眼皮沉重，视物模糊，畏光流泪，眼部充血，可伴有头痛、头晕、恶心、精神萎靡、注意力不集中、记忆力下降、颈肩腰背酸痛、舌淡苔白、脉沉或弱等全身症状。

治法

补益气血，明目增视。

食疗方

黄芪牛肉汤

原料：黄芪 100g，当归 30g，牛肉 1000g，食盐 8g。

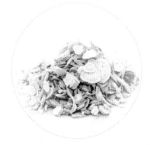 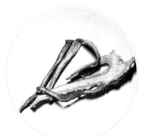 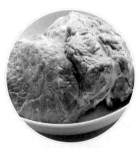

黄芪：甘，微温。入脾、肺经。补气健脾，升阳举陷，益卫固表，利尿消肿，托毒生肌。

当归：甘、辛，温。入肝、心、脾经。补血调经，活血止痛，润肠通便。

牛肉：甘，温。入脾、胃经。补脾胃，益气血，强筋骨。

制法：将当归、黄芪放入纱布袋中扎紧，牛肉切块，药袋与牛肉及调料一同放入锅中炖煮，炖至牛肉熟烂即可。

用法：佐餐食用，吃肉喝汤。

当归、黄芪乃东垣当归补血汤之意，与牛肉相配，可以补脾胃、益气血、强筋骨、明眼目。

🍲 决明子鸡肝

原料：鸡肝 200g，决明子、黄瓜、胡萝卜各 10g，大葱 2g，生姜 5g，食盐 6g，白砂糖 5g，白酒 2g，香油 3g，淀粉、黄酒各 5g，鲜汤 20ml。

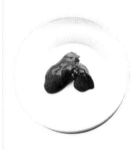

鸡肝：甘、苦，温。入肝、肾、脾经。补肝益肾，养血明目，消疳杀虫。

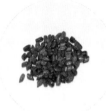

决明子：甘、苦、咸，微寒。入肝、大肠经。清热明目，润肠通便。

黄瓜：甘，凉。入肺、脾、胃经。生津止渴，清热利尿，解毒消肿。

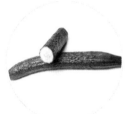

胡萝卜：甘、辛，平。入脾、肝、肺经。健脾和中，滋肝明目，化痰止咳，清热解毒。

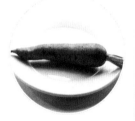

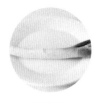

大葱

生姜

白砂糖

白酒

233

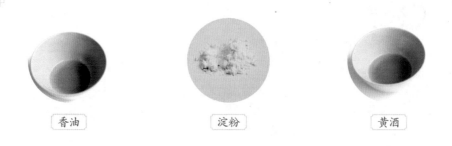

| 香油 | 淀粉 | 黄酒 |

制法：鸡肝洗净切片，放于碗中，加入食盐、香油腌制 3 分钟，再加入淀粉拌匀，黄瓜、胡萝卜洗净切片，决明子焙干研成细末，锅内加油，烧至六七成熟，加入鸡肝片炸片刻，捞出沥干油，锅内留少许油，加入胡萝卜、黄瓜、大葱、生姜、黄酒、白砂糖、食盐、决明子末，用鲜汤、淀粉调芡入锅，再将鸡肝片倒入锅内，翻炒均匀，放入香油，出锅装盘即可。

用法：佐餐食用。

角膜充血者慎用。

二、口疮

概述

口疮是一种以口腔黏膜存在一个或数个散在的浅表溃疡并伴有疼痛为主要临床表现的常见疾病。单个口疮 1 周左右即可自愈，但常反复发作，故西医称之为反复发作性口腔溃疡。饮食不节、情志不调、久病体虚等均易引起本病发生。通过中医食疗，可提高机体免疫力，预防口疮的发生。

食物选择

（1）属心胃火盛者，宜多食清心泄胃之品，如豆腐、丝瓜、黄瓜、苦瓜、番茄、藕、百合、芹菜、茼蒿、莴苣、紫草、竹笋、蕨菜、梨、无花果、香蕉、柠檬、甘蔗、西瓜等。

（2）属阴虚火旺者，宜多食滋阴降火之品，如小麦、番薯、胡萝卜、山药、甘蓝、菠菜、枸杞叶、香菇、黑木耳、银耳、桑椹、猕猴桃、黑芝麻、莲子、鸭肉等。

（3）属肝经郁热者，宜多食疏肝解郁清热之品，如芹菜、茼蒿、西红柿、胡萝卜、柚子、佛手、陈皮、橙子、柑橘、香橼、菠菜等。

（4）属脾胃虚寒者，宜多食健脾温阳之品，如粳米、糯米、高粱、番薯、刀豆、辣椒、山药、韭菜、香菜、洋葱、黄豆、黑豆、蚕豆、豇豆、草莓、荔枝、花生、板栗等。

（5）忌食辛辣过热等刺激类食物。

辨 证 施 食

心胃火盛证

◎ 临床表现

口腔溃疡数量多，甚至融合成片，溃疡处红肿疼痛，表面覆盖黄膜，可伴有面赤口臭、心烦、口渴欲冷饮、大便干、小便短赤、舌红苔黄、脉数等全身症状。

◎ 治法

清心火，泻胃火。

◎ 食疗方

🍲 西瓜汁

原料：西瓜1个。

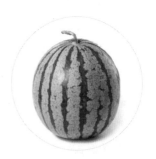

西瓜：甘，寒。入心、胃、膀胱经。清热解暑，除烦止渴，利小便。

制法：西瓜去籽，榨汁。

用法：频频服用。

西瓜性寒凉，治暑热烦渴效果显著，有"天生白虎汤"之称。

🍲 莲心栀子甘草茶

原料：栀子9g，甘草6g，莲子心3g。

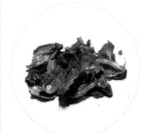

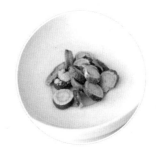

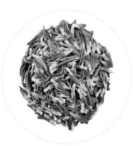

栀子：苦，寒。入心、肺、三焦经。泻火除烦，清热利湿，凉血解毒。

甘草：甘，平。入心、肺、脾、胃经。补脾益气，祛痰止咳，缓急止痛，清热解毒。

莲子心：苦，寒。入心、肾经。清心火，利小便，强心安神。

制法：上3味洗净，开水冲泡即可。

用法：代茶饮。

芹菜百合炒腰果

原料： 芹菜 100g，百合、胡萝卜、腰果各 50g，花生油 10g，食盐 3g。

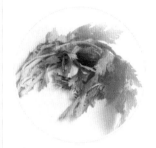

芹菜：甘、辛、微苦、凉。入肝、胃、肺经。平肝，清热，祛风，利水，止血，解毒。

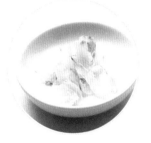

百合：甘，微寒。入肺、心、胃经。润肺养阴，清心安神。

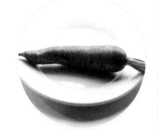

胡萝卜：甘、辛，平。入脾、肝、肺经。健脾和中，滋肝明目，化痰止咳，清热解毒。

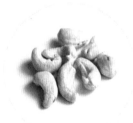

腰果：甘，平。入脾、胃、肾经。补脑养血，健脾补肾，润肤通便。

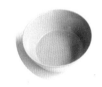

花生油

制法： 百合去头尾分几瓣，西芹洗净切丁，胡萝卜洗净切片，锅内放花生油，油凉时放入腰果文火炸至酥脆后捞出，文火将油烧热后放入胡萝卜及芹菜，武火翻炒约 1 分钟，加入百合及食盐，关火后撒入腰果，均匀混合后即可。

用法： 佐餐食用。

阴虚火旺证

◎ **临床表现**

　　口腔溃疡反复发作，数量不多，周边有较窄的红晕，表面覆盖浅黄色的伪膜，疼痛，可伴有食欲差、口干、便秘、头晕耳鸣、手足心热、舌红少苔、脉细数等全身症状。

◎ **治法**

　　清热养阴。

◎ **食疗方**

🍲 玄参二冬粥

原料：玄参、天冬、麦冬各 10g，粳米 70g，白砂糖 15g。

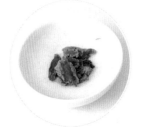

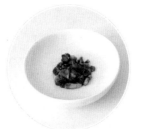

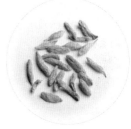

玄参：甘、苦、咸，微寒。入肺、胃、肾经。清热凉血，泻火解毒，滋阴。

天冬：甘、苦，寒。入肺、肾、胃经。养阴润燥，清肺生津。

麦冬：甘、微苦，微寒。入肺、心、胃经。润肺养阴，益胃生津，清心除烦。

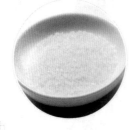

粳米：甘，平。入脾、胃、肺经。调中和胃，渗湿止泻，除烦。

白砂糖

制法：煎煮玄参、麦冬、天冬，去渣取汁后，加入粳米和适量清水煮粥即可。

用法：每日 2 次，早晚分服。

肝经郁热证

○ 临床表现

常见于女性，多于经前或情志不畅时发作，数量或多或少，可伴有口干口苦、心烦易怒或者抑郁、胸胁乳房胀痛、经行不畅或者痛经、舌质暗红苔薄黄、脉弦数等全身症状。

○ 治法

疏肝解郁清热。

○ 食疗方

橘叶薄荷茶

原料：橘叶、薄荷各 10g，蜂蜜 10g。

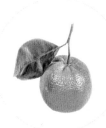

橘叶：辛、苦，平。入肝经。疏肝行气，散结消肿。

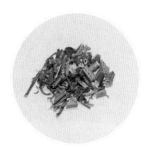

薄荷：辛，凉。入肺、肝经。疏风热，清头目，利咽喉，透疹，解郁。

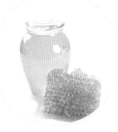

蜂蜜：甘，平。入肺、脾、大肠经。补中，润燥，止痛，解毒。

239

制法：将橘皮、薄荷洗净切碎，煎煮去渣取汁，蜂蜜调味即可。

用法：代茶饮。

🍲 柴胡栀子粥

原料：栀子 15g，柴胡 10g，粳米 100g。

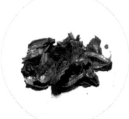

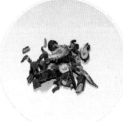

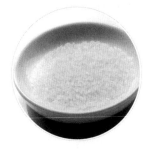

栀子：苦，寒。入心、肺、三焦经。泻火除烦，清热利湿，凉血解毒。

柴胡：苦、辛，微寒。入肝、胆经。解表退热，疏肝解郁，升举阳气。

粳米：甘，平。入脾、胃、肺经。调中和胃，渗湿止泻，除烦。

制法：煎煮柴胡、栀子，去渣取汁后，加入粳米和水共煮为粥即可。

用法：每日 2 次，早晚分服。

🍲 三七丹皮炖鸡蛋

原料：丹皮 12g，三七 6g，鸡蛋 2 个。

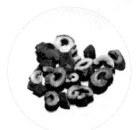

丹皮：苦、辛，微寒。入心、肝、肾经。清热凉血，活血祛瘀。

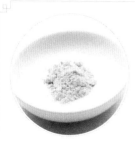

三七：甘、微苦，温。入肝、胃经。化瘀止血，活血定痛。

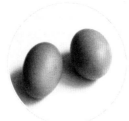

鸡蛋：甘，平。入肺、脾、胃经。滋阴润燥，养血安胎。

制法：以上原料共入锅中，煮至蛋熟后，剥去蛋壳再煮至药性出即可。

用法：吃蛋喝汤。

脾胃虚寒证

◎ 临床表现

口腔溃疡日久不愈，颜色淡红，周围水肿，可伴有倦怠乏力、食欲差、胃部喜温喜按、便溏、舌淡胖苔薄白、脉弱等全身症状。

◎ 治法

健脾温阳。

◎ 食疗方

韭菜生姜牛奶汁

原料：韭菜汁 20ml，生姜汁 10ml，牛奶 300ml。

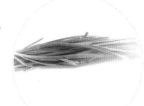

韭菜：辛，温。入肺、胃、肝、肾经。补肾助阳，温中行气，散瘀解毒。

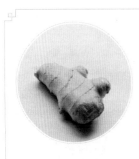

生姜：辛，温。入肺、脾、胃经。解表散寒，温中止呕，温肺止咳。

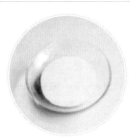

牛奶：甘，微寒。入心、肺、胃经。补虚损，益肺胃，养血，生津润燥，解毒。

制法：将韭菜、生姜榨汁，同牛奶共煮沸即可。

用法：餐前服用。

🍲 板栗烧白菜

原料：板栗 200g，白菜心 150g，鸡汤 250g，生姜 10g，大葱 10g，淀粉 25g，花生油 50g，食盐 3g，黄酒 6g。

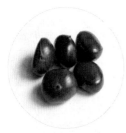

板栗：甘、微咸，平。入脾、肾经。益气健脾，补肾强筋，活血消肿，止血。

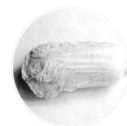

白菜：甘，平。入胃经。通利肠胃，养胃和中，利小便。

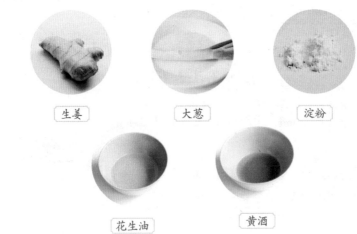

生姜　　大葱　　淀粉

花生油　　黄酒

制法：板栗肉放入六成热的油中炸熟，再放入鸡汤中煨酥捞出，白菜去叶切条，用开水烫一下后，放入凉水中。锅内放适量油，油烧热，放大葱、生姜，加入黄酒、食盐调味，把板栗肉和白菜放入汤内，文火煨 5 分钟，淋入湿淀粉勾成流芡即可。

用法：佐餐食用。

三、慢性咽炎

（概）（述）

慢性咽炎是由急性咽炎反复发作或者治疗不彻底发展而成的，以咽部微痛、咽干、咽痒，并有异物感等为主要临床表现的常见五官科疾患。属中医"喉痹"范畴。中医认为，喉痹多由饮食不节、感受外邪、起居不慎，导致风、寒、热邪侵袭，肺卫失固，邪从口鼻直袭咽喉。通过中医食疗可增强机体免疫力，预防外邪侵袭，改善慢性咽炎的症状。

（食）（物）（选）（择）

（1）属肺阴亏虚者，宜食养阴润肺之品，如百合、麦冬、慈菇、山药、小白菜、银耳、雪梨、枇杷、柠檬、橄榄、甘蔗等。

（2）属肝肾阴虚者，宜食滋补肝肾之品，如黑豆、枸杞叶、葡萄、桑椹、猕猴桃、黑芝麻、莲子、板栗等。

（3）属心肾不交者，宜食滋阴降火之品，如麦门冬、百合、莲子、酸枣仁、五味子等。

（4）本病多与肺肾阴虚有关，应避免食用香燥辛辣食物，如香菜、茴香、辣椒、芥末等。忌烟、酒、生冷油腻之品。

图解
食养食疗
TUJIE
SHIYANG
SHILIAO

肺阴亏虚证

临床表现

咽干，咽痒，咽部微痛，有异物感，声音嘶哑，干咳短气，痰少且黏。可伴有五心烦热、午后潮热、盗汗、舌红少苔、脉细数等症状。

治法

养阴润肺利咽。

食疗方

玄参乌梅粥

原料：玄参15g，乌梅15g，粳米30g，冰糖10g。

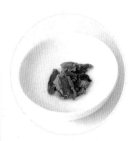

玄参：甘、苦、咸、微寒。入肺、胃、肾经。清热凉血，泻火解毒，滋阴。

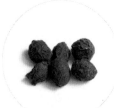

乌梅：酸、涩，平。入肝、脾、肺、大肠经。敛肺止咳，涩肠止泻，安蛔止痛，生津止渴。

粳米：甘，平。入脾、胃、肺经。调中和胃，渗湿止泻，除烦。

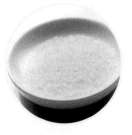

冰糖

制法：将玄参、乌梅放入锅中，加水 500ml，武火煎煮 20 分钟后，去渣取汁，备用。煮粳米至七成熟，再将上述药汁及冰糖放入粳米中煮熟即可。

用法：每日 1 次，每次 200ml。

🍲 玉竹沙参银耳炖猪肉

原料：玉竹、沙参、银耳各 25g，猪肉 200g，陈皮 10g，食盐 3g。

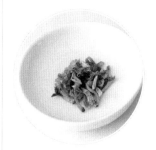

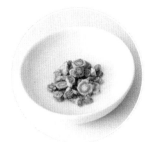

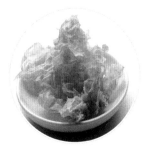

玉竹：甘，微寒。入肺、胃经。滋阴润肺，生津养胃。

沙参：甘、微寒。入肺、胃经。养阴清肺，益胃生津，补气，化痰。

银耳：甘、淡、平。入肺、胃、肾经。滋补生津，润肺养胃。

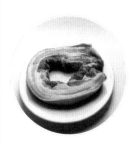

猪肉：甘、咸，微寒。入脾、胃、肾经。补肾养血，滋阴润燥。

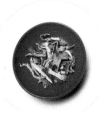

陈皮：辛、苦，温。入肺、脾经。理气健脾，燥湿化痰。

制法：猪瘦肉切片，锅中加 800ml 清水用武火煮沸，加入全部原料，文火煮 1 小时，加食盐调味即可。

用法：每日 1 次，佐餐食用。

肝肾阴虚证

◎ 临床表现

咽喉干灼不适，不甚疼痛，咽部有异物感，咳嗽痰黏稠而少，咳吐不利。可伴有头晕目眩、耳鸣健忘、腰膝酸软、潮热、舌红少苔、脉细数等症状。

◎ 治法

补益肝肾，滋阴降火。

◎ 食疗方

🍲 枸杞百合粳米汤

原料：枸杞子 30g，百合 30g，粳米 100g。

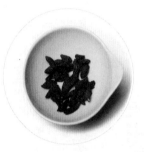 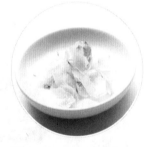 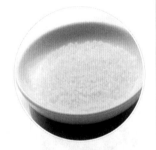

枸杞子：甘，平。入肝、肾经。滋补肝肾，养肝明目。

百合：甘，微寒。入肺、心、胃经。润肺养阴，清心安神。

粳米：甘，平。入脾、胃、肺经。调中和胃，渗湿止泻，除烦。

制法：将上述原料放入锅中，加水 1000ml，武火煮沸后，再用文火煎煮20 分钟即可。

用法：每日 1 次，每次 200ml。

心肾不交证

○ 临床表现

　　咽喉灼热疼痛较甚，喉底可见鲜红色细小颗粒突起。可伴有心悸气短、虚烦少寐、腰膝酸软、潮热盗汗、头晕耳鸣、舌尖红、脉虚数等症状。

○ 治法

　　滋阴降火，交通心肾。

○ 食疗方

百合五味龙骨汤

　　原料：百合 30g，五味子 20g，龙骨 10g。

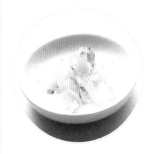 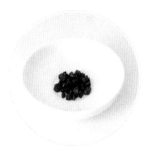 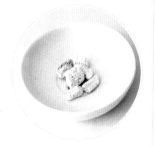

　　百合：甘，微寒。入肺、心、胃经。润肺养阴，清心安神。

　　五味子：酸、甘，温。入肺、肾、心经。收敛固涩，益气生津，补肾宁心。

　　龙骨：甘、涩，平。入心、肝、肾经。镇惊安神，平肝潜阳，收敛固涩。

　　制法：将龙骨加水先煮 1 小时后，放入百合、五味子，煮沸后即可。

　　用法：每日 1 次，睡前 2 小时服用，每次 200ml，饮汤吃百合。

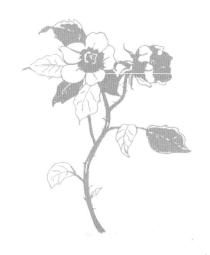

附　录

既是食品又是药品的物品名单

B	八角茴香　白芷　白果　白扁豆　白扁豆花　百合　薄荷　布渣叶　荜茇
C	赤小豆　陈皮　草果
D	丁香　刀豆　代代花　淡竹叶　淡豆豉　当归
E	阿胶
F	佛手　茯苓　蜂蜜　蝮蛇　覆盆子　榧子　粉葛
G	甘草　枸杞子　高良姜　葛根　干白茅根　干芦根
H	火麻仁　花椒　藿香　荷叶　黄芥子　黄精　黑芝麻　黑胡椒　槐米　槐花
J	决明子　鸡内金　金银花　姜（生姜　干姜）　橘红　桔梗　菊花　菊苣　橘皮　生姜黄
K	昆布
L	龙眼肉（桂圆）　罗汉果　莱菔子　莲子
M	马齿苋　木瓜　牡蛎　麦芽　玫瑰花
P	胖大海　蒲公英
Q	芡实　青果
R	肉豆蔻　肉桂　人参
S	山药　山楂　沙棘　砂仁　酸枣　酸枣仁　桑叶　桑椹　山银花　松花粉　山奈
T	桃仁

W	乌梢蛇　乌梅
X	小茴香　小蓟　杏仁（甜　苦）　香橼　香薷　鲜白茅根　鲜芦根　薤白　夏枯草　西红花
Y	玉竹　余甘子　郁李仁　鱼腥草　益智仁　薏苡仁　芫荽
Z	枣（大枣　酸枣　黑枣）　枳椇子　栀子　紫苏　紫苏子

常用药食功效分类表

解表类	发散风寒类	白芷　葱白　防风　桂枝　荆芥　麻黄　生姜　香薷　紫苏
	发散风热类	薄荷　柴胡　蝉蜕　葛根　菊花　牛蒡子　桑叶　升麻
清热类	清热泻火类	决明子　石膏　天花粉　夏枯草　知母　栀子
	清热燥湿类	黄芩　黄连　黄柏　苦参　龙胆
	清热解毒类	板蓝根　金银花　连翘　蒲公英　射干　土茯苓　鱼腥草
	清热凉血类	赤芍　牡丹皮　玄参　紫草
	清虚热类	地骨皮　青蒿　银柴胡
泻下类	攻下类	大黄　芦荟
	润下类	火麻仁　郁李仁
祛风湿类	祛风寒湿类	独活　木瓜　威灵仙
	祛风湿热类	秦艽　桑枝
	祛风湿强筋骨类	桑寄生　五加皮
化湿类		苍术　厚朴　藿香　砂仁
利水渗湿类	利水消肿类	茯苓　薏苡仁　泽泻
	利尿通淋类	车前子　海金沙
	利湿退黄类	金钱草　茵陈
温里类		荜茇　附子　生姜　干姜　高良姜　花椒　胡椒　肉桂

理气类		陈皮　川楝子　刀豆　佛手　木香　柿蒂　香橼　香附　薤白　枳实
消食类		莱菔子　鸡内金　麦芽　山楂　神曲
驱虫类		槟榔　南瓜子　使君子
止血类	凉血止血类	白茅根　大蓟　槐花
	化瘀止血类	蒲黄　三七
	收敛止血类	白及　藕节　仙鹤草
	温经止血类	艾叶
活血化瘀类	活血止痛类	川芎　五灵脂　延胡索
	活血调经类	丹参　红花　牛膝　桃仁　益母草
化痰止咳平喘类	化痰类	半夏　川贝母　瓜蒌　海藻　桔梗　昆布　胖大海　浙贝母
	止咳平喘类	百部　白果　款冬花　苦杏仁　罗汉果　枇杷叶　桑白皮　紫苏子　紫菀
安神类	重镇安神类	朱砂
	养心安神类	柏子仁　合欢皮　灵芝　酸枣仁　远志
平肝息风类	平抑肝阳类	牡蛎
	息风止痉类	钩藤　僵蚕　牛黄　全蝎　天麻
开窍类		麝香　石菖蒲
补虚类	补气类	白术　白扁豆　党参　大枣　蜂蜜　甘草　黄芪　灵芝　人参　山药　沙棘　太子参　西洋参　饴糖
	补血类	白芍　当归　阿胶　何首乌　龙眼肉　熟地黄
	补阴类	鳖甲　百合　北沙参　枸杞子　龟甲　黑芝麻　黄精　麦冬　南沙参　女贞子　石斛　桑椹　天冬　玉竹
	补阳类	巴戟天　补骨脂　冬虫夏草　杜仲　核桃仁　韭菜子　鹿茸　肉苁蓉　菟丝子　仙茅　益智仁　淫羊藿

	固表止汗类	浮小麦　麻黄根
收涩类	敛肺涩肠类	五味子　乌梅
	固精缩尿止带类	覆盆子　莲子　芡实　山茱萸

常用药食四性分类表

凉性常用药食	薄荷　淡豆豉　冬瓜皮　大蓟　浮小麦　葛根　钩藤　牛黄　女贞子　山慈菇　西洋参　小蓟　薏苡仁 白萝卜　茶叶　橘　藕　苹果　茄子　小米　油菜
寒性常用药食	白鲜皮　白茅根　白及　白芍　板蓝根　百合　北沙参　鳖甲　蝉蜕　川贝母　赤芍　柴胡　穿心莲　丹参　地骨皮　淡竹叶　大黄　防己　瓜蒌　龟甲　海藻　海金沙　黄芩　黄连　黄柏　槐花　决明子　金钱草　金银花　菊花　苦参　昆布　芦根　龙胆　连翘　芦荟　牡丹皮　牡蛎　麦冬　马齿苋　牛蒡子　南沙参　蒲公英　枇杷叶　胖大海　桑白皮　桑椹　桑叶　石膏　生地黄　石决明　天冬　天花粉　夏枯草　玄参　茵陈　郁金　益母草　银柴胡　野菊花　玉竹　鱼腥草　泽泻　浙贝母　竹茹　竹沥　竹叶　朱砂　知母　栀子 菠菜　橙　冬瓜　番茄　黄瓜　苦瓜　梨　绿豆　马铃薯　马齿苋菜　猕猴桃　生菜　兔肉　香蕉　鸭肉　竹笋
温性常用药食	艾叶　白芷　白术　白扁豆　百部　槟榔　补骨脂　葱白　苍术　陈皮　川芎　独活　丁香　刀豆　大枣　杜仲　冬虫夏草　当归　防风　覆盆子　佛手　桂枝　高良姜　花椒　红花　藿香　厚朴　黄芪　核桃仁　荆芥　韭菜子　苦杏仁　款冬花　鹿茸　龙眼肉　木瓜　木香　麻黄　玫瑰花　青皮　肉苁蓉　砂仁　熟地黄　生姜　山楂　神曲　使君子　三七　沙棘　五灵脂　五味子　小茴香　香薷　薤白　延胡索　远志　饴糖　益智仁　紫苏　紫苏子　紫菀　枳实 板栗　大麦　刀豆　红糖　鲫鱼　韭菜　芥菜　鹿肉　木瓜　糯米　南瓜　小麦　香菜　洋葱　樱桃　羊肉　猪肚　猪肝

热性常用药食	荜茇　附子　干生姜　胡椒　肉桂　芥子　桃
平性常用药食	党参　阿胶　茯苓　榧子　蜂蜜　枸杞子　火麻仁　黄精　黑芝麻　鸡内金　桔梗　莱菔子　灵芝　莲子　南瓜子　藕节　秦艽　芡实　人参　桑枝　山药　酸枣仁　柿蒂　太子参　土茯苓　菟丝子　桃仁　天麻　乌梅　乌梢蛇　香附　郁李仁　玉米须　枳椇子
	鹌鹑肉　鹌鹑蛋　白菜　鳖　赤小豆　蚕豆　葱根　草莓　大枣　鹅　橄榄　鸽　胡萝卜　黑豆　茴香　黄豆　粳米　豇豆　鸡蛋　鲤鱼　驴肉　木耳　牛肉　牛奶　葡萄　枇杷　荞麦　丝瓜　银耳　燕窝　猪肉　猪蹄

索 引

食养食疗方作用索引

🍲 清热类

🍲 活血化瘀类

🍲 消食类

🍲 理气类

🍲 安胎类

益气类

食养食疗方制作方法索引

煮法

熬法

炒法

炸法

烧法

拌法

食养食疗方成品形态索引

🍲 菜肴

🍲 汤羹